Die Aldi-Diät

Zum Buch

Wenn schon Diät, dann wenigstens einfach und billig – so das Konzept dieses Buchs. Schließlich sollen Sie gerade während Ihrer Fastenkur möglichst wenig Zeit im Supermarkt und in der Küche verbringen. Und wieso sollten Sie auch mehr Geld für Lebensmittel ausgeben als sonst, nur weil es die Scampi- oder Hollywood-Diät so will? Kochen Sie lieber nach den einfachen und preiswerten Rezepten, die die Ökotrophologin Sonja Carlsson ausschließlich anhand von Aldi-Produkten für Sie ausgearbeitet hat. Ein Einkauf pro Woche genügt! Und mit nur wenigen ergänzenden Handgriffen haben Sie auch gleich eine »Normalmahlzeit« für Ihre Familie gezaubert.

Zu den Autoren

Sonja Carlsson ist diplomierte Ökotrophologin. Gerhard Hörner arbeitet als freier Journalist und hat bereits zahlreiche Bücher veröffentlicht.

Sonja Carlsson / Gerhard Hörner

Die Aldi-Diät

Der gesunde, einfache und preiswerte
Weg zur Traumfigur

Econ & List Taschenbuch Verlag

Veröffentlicht im Econ & List Taschenbuch Verlag 1999
Der Econ & List Taschenbuch Verlag ist ein
Unternehmen der Econ & List Verlagsgesellschaft, München
Originalausgabe

Umschlagkonzept: Büro Meyer & Schmidt, München – Jorge Schmidt
Titelkonzept und Umschlaggestaltung: Petra Soeltzer, Düsseldorf
Titelabbildung: Premium / Images Colour
Lektorat: Diana Schaumlöffel
Konzeption und Realisation: Christine Proske
(Ariadne Buchkonzeption, München)

Gesetzt aus der Rotis
Druck und Bindearbeiten: Ebner Ulm
Printed in Germany
ISBN 3-612-20641-9

Inhalt

Was Sie über die Aldi-Diät wissen müssen 7

Einkaufstaktiken für Profis 14

Einkaufszettel für die 1. Woche 16

1. Tag 20
   Aldi informiert ... und fünf weitere ultimative Spartips 24

2. Tag 26
   Wir lieben Aldi ...
   ... weil dem Kunden kein X für ein U vorgemacht wird 29

3. Tag 30
   Typen, Thesen,Temperamente:
   Welcher Aldi-Typ sind Sie? 33

4. Tag 37
   Wir lieben Aldi ...
   ... weil man dort keine Sinnkrise kriegt 40

5. Tag 41
   Kohl und Co: Die Top ten der prominenten
   Schwergewichte 44

6. Tag 48
   Wir lieben Aldi ...
   ... weil er ein Abenteuerland ist 52

7. Tag 53
   38 Aldi-Fakten: Wußten Sie, daß ... 56

Einkaufszettel für die 2. Woche 60

8. Tag 64
   (K)ein Laden für Hinz und Kunz: Warum Aldi Kult ist 67

9. Tag 69
Zehn ultimative Moppel-Tips 71
10. Tag 73
11. Tag 76
Zwei ganz dicke Hunde 79
12. Tag 80
Theo und Karl ganz privat: Reden ist Silber, Schweigen ist Gold 83
13. Tag 86
Wir lieben Aldi ...
... weil auch reklamiert werden darf 89
14. Tag 90
Einkaufszettel für die 3. Woche 94
Wir lieben Aldi ...
... weil die Produkte so klangvolle Namen haben 98
15. Tag 99
Aldi und Blondinen: unsere schönsten Witzfiguren 102
16. Tag 103
Wir lieben Aldi ...
... weil es dort die tollsten Schnäppchen gibt 106
17. Tag 107
Wir lieben Aldi ...
... weil die Preise fast unschlagbar sind 111
18. Tag 112
19. Tag 115
Wir lieben Aldi ...
... weil er die schnellsten Kassiererinnen der Welt hat 118
20. Tag 119
21. Tag 122
Das Ende der Diät: Wie geht's weiter? 125

Was Sie über die Aldi-Diät wissen müssen

Gehen wir recht in der Annahme, daß dies nicht die erste Diät Ihres Lebens ist? Wahrscheinlich, denn meistens haben Menschen, die abnehmen wollen, bereits eine regelrechte Odyssee hinter sich, bevor sie den richtigen Diätplan finden. Wer kennt das nicht: Exotische Diäten versprechen den Wahnsinnserfolg, doch man scheitert bereits am ersten Rezept. Entweder gibt es die ausgefallenen Zutaten nicht in den Läden, in denen man normalerweise einkauft, oder aber das Essen schmeckt so ungewohnt, daß unsere Lieblingsbeschäftigung zur Qual wird. Außerdem steht der Kosten-Nutzen-Effekt in keiner Relation: Wir dürfen nur ganz kleine Mengen zu uns nehmen, verbrauchen dafür aber doppelt soviel Zeit und Geld wie für unsere gewohnte Ernährung.

Vergessen Sie Hollywood-, Scampi- und Kartoffeldiäten! Die Aldi-Diät ist ein bemerkenswert einfaches Konzept, um gesund und preiswert abzunehmen. Es funktioniert folgendermaßen: Alle Zutaten, die Sie für Ihren Ernährungsplan brauchen, finden Sie in Ihrem Aldi-Markt. Die entnervende Hetze zwischen den verschiedenen Spezialgeschäften erübrigt sich also. Und zudem schonen Sie noch Ihren Geldbeutel.

Das Kernsortiment ist in jedem Aldi-Geschäft bundesweit das gleiche. Im erweiterten Sortiment gibt es allerdings Unterschiede zwischen Aldi-Süd und Aldi-Nord. Aldi bietet zum Beispiel Brot- und Milchprodukte an, die von einem Hersteller in der näheren Umgebung täglich frisch geliefert werden. So stammt der körnige Frischkäse im Norden vielleicht von frischli, der im Süden kommt aus Nürnberg von Bayernland. Aldi hat sein Frischsortiment in den letzten Jahren stark erweitert. Er führt Tiefkühl-(TK)-Produkte wie Geflügel, Fisch, Fleisch, Gemüse und komplette Fertiggerichte. Auch frisches Obst und Gemüse sind bei Aldi erhältlich. Sie ernähren sich also während Ihrer Fastenzeit gesund und vitalstoffreich. Dafür sorgt natürlich auch der abwechslungsreiche Speiseplan, der nach den neuesten Erkenntnissen der Ernährungswissenschaft ausgearbeitet ist.

Die Diät sieht pro Tag fünf Mahlzeiten vor, das heißt Frühstück, Zwischenmahlzeit vormittags, Mittagessen, Zwischenmahlzeit nachmittags und Abendessen. Pro Tag werden rund 1200 Kilokalorien (kcal) aufgenommen. *Die drei Hauptmahlzeiten Frühstück, Mittagessen und Abendessen sind für die ganze Familie gedacht und die Rezepte für vier Personen ausgelegt.* Wenn Sie nur zu zweit sind, halbieren Sie einfach die Zutatenmengen. Wie für jede Diät gilt: reichlich trinken, mindestens zwei Liter am Tag! Wenn nicht anders angegeben, stillen Sie Ihren Durst mit Mineralwasser oder Tee, der nach Belieben mit Süßstoff gesüßt werden kann. Vorsicht: Auch Fruchtsäfte enthalten Kalorien, daher dürfen Sie nur die in den Tagesplänen angegebene Menge davon zu sich nehmen. Zum Frühstück gibt es Tee oder Kaffee, ohne Milch und Zucker.

Die Rezepte für die Hauptmahlzeiten sind natürlich leicht und kalorienarm, was im Grunde allen Familienmitgliedern zugute kommt. Wer nicht abnehmen muß, kann seine Mahlzeiten etwas üppiger gestalten. *Die Zwischenmahlzeiten der Diät sind nur für eine Person konzipiert* – nämlich für die, die abnehmen will.

Die Diät verlängern oder verkürzen – kein Problem!

Die Eßgewohnheiten der einzelnen Familienmitglieder können sehr unterschiedlich sein: Der eine geht mittags in die Kantine und ißt etwas Warmes, dafür abends kalt, der andere

nimmt sich seine Mahlzeit mit ins Büro und ißt dann abends etwas Warmes zusammen mit der Familie. Während der Diät können Sie die Mittags- und Abendmahlzeiten jederzeit tauschen. Selbstverständlich dürfen Sie auch die Mittag- und Abendessen untereinander tauschen, so beispielsweise das Abendessen des zweiten Tages mit dem des siebten Tages etc. Gleiches gilt auch für die Zwischenmahlzeiten. Im Grunde können Sie also aus dem 21-Tage-Diätplan lauter neue Tagespläne zusammenstellen und so Ihre Diät verlängern, ohne daß sie langweilig wird.
Wollen Sie nur eine Woche, zehn oder 14 Tage Diät halten? – Kein Problem! Suchen Sie sich einfach für diese Zeit die Rezepte aus, die Ihnen am besten gefallen. Oder Sie halten sich an meinen Plan und beenden die Diät einfach nach dem siebten, zehnten oder 14. Tag. Pro Woche nehmen Sie mit der hier vorgestellten Diät ca. fünf Pfund ab.

Diätgerecht einkaufen

Sobald nun der Entschluß zum Abnehmen gefaßt ist, müssen Sie einkaufen. Schreiben Sie sich einen Einkaufszettel mit den Zutaten der Rezepte. Kaufen Sie wirklich nur das ein, was Sie für Ihre Diät benötigen. Gehen Sie Verlockungen wie Süßigkeiten, Keksen, Chips etc. aus dem Weg. Wenn Sie diese Dinge für die Familie einkaufen müssen, dann ist es sinnvoll, daß ein Familienmitglied diese Sachen in einen zweiten Einkaufswagen packt. Natürlich ist die Versuchung für Sie groß, wenn die anderen naschen und die Leckereien daheim offen herumstehen. Besser ist wirklich, sie gar nicht erst im Haus zu haben. Wenn Sie allerdings zusehen können und Ihre Gelüste im Griff haben, dann dürfte das Ganze für Sie kein Problem sein. Übrigens: Gehen Sie niemals hungrig einkaufen! Ein knurrender Magen vor einem gut sortierten Kühlregal bringt jede Diät in Gefahr.

Abnehmen und für alle kochen

Ihre Familie wird staunen, wie gut das funktioniert. Alle werden satt und Sie dabei auch noch schlank! Die Hauptgerichte gibt es für die ganze Familie. Wer nicht abnehmen muß, kann diese Gerichte einfach aufstocken. Das ist in den meisten Fällen ganz leicht: eine Brühe mit Nudeln als Vorspeise, ein hartgekochtes Ei und Schinken auf den Salat, ein Ei zum Frühstück, statt einer Scheibe Brot zwei Scheiben, ein Dessert nach dem Mittagessen etc. Der Kochaufwand hält sich in Grenzen, weil alle das Basisrezept bekommen.

Auch wer nicht abnehmen muß, kommt auf seine Kosten

Der große Vorteil unserer Aldi-Diät ist, daß die Hauptgerichte für vier Personen ausgelegt sind und die ganze Familie mitmachen kann. Trotzdem ist vorgesorgt: Wer nicht abnehmen will, kann die hier vorgestellten Tagespläne einhalten und einfach ergänzen. Sie ersparen sich also den bei Diäten sonst üblichen Aufwand beim Einkaufen und Kochen – nämlich für jeden eine Extrawurst braten zu müssen.

Die Familienmitglieder, die keine Gewichtsprobleme haben, essen die angegebenen Gerichte zusammen mit Ihnen und genehmigen sich noch ein Extra, eine Beilage, Vorspeise oder ein Dessert. *Die Zutaten dafür erhalten Sie ebenfalls bei Ihrem Aldi.* Unsere Liste bietet den Personen, die keine Diät machen, noch eine Vielzahl von Vorschlägen, die Mahlzeiten üppiger zu gestalten. Da ist für jeden Anlaß und für jeden Geschmack etwas dabei.

Bei vielen Gerichten bietet es sich für »Normalesser« natürlich auch an, einfach eine etwas größere Portion zu nehmen, ein Brot mehr zum Frühstück zu essen etc. Denken Sie aber bitte daran, daß all diese Zusätze zur Aldi-Diät nicht auf den jeweiligen Wochen-Einkaufslisten verzeichnet sind!

1. Zu einem Gemüse- oder Kartoffelgratin können die Personen, die keine Diät machen, ihre Mahlzeit um die folgenden Lebensmittel ergänzen:

Schweinemedaillons (TK-Ware, s. 20. Tag)
Kasseler (Kühlregal)
Schinkenröllchen (z. B. gekochter Schinken, gefüllt)
Gyros (TK-Ware, s. 21. Tag)
Chicken Chips (Christoph Klaus, TK-Ware)
Frikadellen oder Hackbraten (TK-Ware, s. 13. Tag)
Lachsfilet (Aqua)
Rotbarschfilet (Eskima)
Fischstäbchen (Almare, TK-Ware, s. 3. Tag)
Hähnchen-Cordon-bleu (Gut Weissenhaus, TK-Ware)
Putenschnitzel (Gut Weissenhaus, TK-Ware)

2. Zu einem Fleischgericht mit Gemüse oder Salat können Sie der Familie folgendes anbieten:

Pellkartoffeln (s. 5. Tag)
Salz- oder Petersilienkartoffeln
Schwenkkartoffeln (kleine Kartoffelkugeln in Butter geschwenkt, mit Kräutern)
Kartoffelpüree (Trockenprodukt, s. 10. Tag)
Kartoffelgratin (Feine Küche, Kühlregal, s. 1. Tag)
Rösti (s. 5. Tag)
Kartoffelpuffer
Kroketten (TK-Ware)
Schupfnudeln (Rehm, Kühlregal)
Pommes frites (Superpommes)
Ofenkartoffeln (s. 3. Tag)
Bratkartoffeln
Kartoffelknödel (Instantprodukt)
Reis (USA-Reis, parboiled)
Nudeln (Landvogt)

Spätzle (Landvogt)
Tortellini oder andere ital. Nudelspezialitäten
Semmelknödel (Im Kochbeutel)
Maultaschen (Rehm, Kühlregal)

3. Als Vorspeise eignen sich folgende kleine Gerichte:

a) Suppen und andere warme Vorspeisen:

Klare Rindfleischsuppe oder Geflügelbrühe mit Einlage (verquirltes Ei mit Petersilie, Nudeln, Reis, Pfannkuchenstreifen, Grieß, Haferflocken, Grießklößchen, Fleischklößchen, Leberknödel, Gemüsestreifen oder Geflügelfleisch)
Gebundene Suppe (Kartoffel-, Champignon-, Kräuter-, Tomaten-, Blumenkohl-, Brokkoli- oder Gemüsesuppe)
Überbackener Toast (s. 12. Tag)
Überbackene Käsekartoffeln
Fritierte Champignons
Fritiertes Gemüse (Kohlrabi, Karotten, Zucchini, Staudensellerie, Blumenkohl oder Brokkoli)
Warmer Gemüseteller (gedünstetes Gemüse)
Spargelvorspeise mit rohem Schinken (iska)

b) Kalte Vorspeisen:

Kleiner Salatteller
Tomaten mit Mozzarella
Gefüllte Paprikaschoten mit Frischkäse
Gefüllte Gurkenstücke mit Kräuterquark
Lachs mit Meerrettichsahne und Toast
Schinkenröllchen mit Spargelfüllung

4. Als Desserts bieten sich an:

Fruchtjoghurt (Premium)
Pudding (Remiga)
Dessertcreme (Remiga, Instantprodukt)
Schokocreme mit Sahne (Domspitz)
Grießpudding (Topfit)
Tiramisu (Desira, Kühlregal)
Eiscreme (Grandessa Premium)
Obstsalat (mit frischem Obst von Aldi)
Fruchtcocktail (5-Früchte-Cocktail, Sweet Valley)
Flambierte Himbeeren (Sterngold)
Sahnemilchreis (Desira, Kühlregal)
Gebratene Bananen mit Nüssen (Nüsse von Sweet Valley)
Sahnequark mit Früchten
(Bad Kissinger Sahnequark, Kühlregal)
Frisches Obst mit Sahne
Quarkcreme (Royal, Kühlregal)
Quarkdessert (Desira, Kühlregal)
Joghurtdessert mit Sahne (Gutlohe, Kühlregal)
Schokosplits auf Fruchtquark (Desira, Kühlregal)
Kuchen und Torten (Teviana, TK-Ware)

Einkaufstaktiken für Profis

❶ Die Grundlage professionellen Shoppings bildet ein Einkaufszettel, unter Aldianern auch Schlachtplan genannt. Danach legen Sie Ihre Marschrichtung fest. (Vorsicht: es gibt links- und rechtsdrehende Aldi-Märkte!)

❷ Kleiden Sie sich dem Anlaß entsprechend. Je rustikaler, desto besser. Eleganz ist bei Aldi nicht gefragt. Insbesondere sollte man auf solides Schuhwerk achten. Wegen der Verletzungsgefahr durch unkontrolliert herumrollende Einkaufswagen auf keinen Fall Adiletten oder Pumps tragen! Auch Ihr kleines Schwarzes könnte im Nahkampf leicht was abbekommen. Außerdem ist es schlechter Stil, wenn Sie schmuckbehängt dem alleinstehenden Rentner die letzte Packung Alino-Nudeln wegschnappen.

❸ Es muß nicht unbedingt ein ausgebildeter Bodyguard sein, aber Begleitschutz sollten Sie sich unbedingt sichern. Das erhöht, insbesondere bei Aldi-Neulingen, das Selbstbewußtsein – und das Durchsetzungsvermögen. Außerdem macht der Aldi-Einkauf in der Gruppe doppelt soviel Spaß. Je mehr, desto besser!

❹ Auftanken nicht vergessen! Bevor Sie zu Aldi gehen, unbedingt den nächsten Bankomaten plündern. Die Visa-Goldkarte mit Silber-Applikationen und Platinrand ist zwar todschick, beeindruckt die Kassiererinnen aber kaum. Bei Aldi gilt nur Cash!

❺ Den Aldi-Markt niemals ohne Einkaufswagen (Markstück nicht vergessen!) betreten. Denn der wird hinterher dringend gebraucht. Doch das Transportgerät erhöht nicht nur

Ihre Kapazität. Spezielle Routiniers, insbesondere zu erkennen an der auffallend zur Schau getragenen Gelassenheit, setzen den Wagen gerne als Rammbock ein.

❻ Wenn Sie im Team antreten, sollten Sie im Konvoi und etwas versetzt starten. Diese auch bei Ferrari bewährte Taktik, wo sich Eddie Irvine mit Erfolg als Bremser für Schumi betätigt, macht Überholmanöver fast unmöglich.

❼ Gehen Sie niemals – ich wiederhole: niemals – am frühen Morgen einkaufen, wenn raffzahnige Schnäppchenjäger sich um Feinbiber-Bettwäsche prügeln. Wenn es als Aktionsware wieder mal spottbillige Computer gibt, biwakieren genug Irrwitzige bereits die Nacht zuvor vor verschlossenen Aldi-Türen. Haben Sie das Unglück, zwischen die Anstürmenden und die Ware zu geraten, dann helfe Ihnen Gott oder die kugelsichere Weste.

❽ Das Finale. Eine Schlange? Keine Bange! Geht trotzdem ruckzuck. Denn die Kassiererinnen sind ob ihrer Rasanz weltberühmt. Sie können ja mal versuchen, diese blitzschnellen Finger auf der Kaufladenkasse Ihrer kleinen Tochter zu kopieren. Aber Vorsicht: das frustriert.

Einkaufszettel für die 1. Woche

•••••••••••••••••••••••••

Milch, Milchprodukte und Käse

☐ 1 l frische Vollmilch
☐ 1 Becher Sahne (Milfina, 200 g)

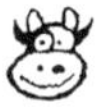

☐ 4 Becher Vollmilchjoghurt (à 150 g)
☐ 1 Becher Schmand (24% Fett, 200 g)
☐ 1 Becher probiotischer Joghurt (Biotic, 3,5% Fett, 200 g)
☐ 1 Becher Buttermilch
☐ 3 Becher körniger Frischkäse (Bayernland, 20% F. i. Tr., à 200 g)
☐ 2 Becher Magerquark (à 500 g) oder 3 Becher (à 250 g)
☐ 1 Pck. Schmelzkäseecken (Hochland, 45% F. i. Tr., streichfähig)
☐ 2 Stück Korbkäse oder Harzer (Käsemeister, à 125 g)
☐ 1 Pck. Backcamembert (4 x 75 g)
☐ 1 Beutel geriebener Emmentaler (Oberalp, 45% F. i. Tr., 200 g)

Fette, Öle, Eier, Mayonnaiseprodukte

☐ 1 Fl. Sonnenblumenöl (Bellasan)
☐ 1 Pck. Halbfettmargarine (Looping, 250 g)
☐ 1 Pck. Butter (250 g)
☐ 1 Pck. Pflanzenfett zum Braten (Kim, 500 g)
☐ 1 Pck. leichte Salatcreme (Kim)
☐ 13 frische Eier (Gewichtsklasse M)
☐ 1 Pck. Sonnenblumenmargarine (Bellasan)

Getreideprodukte

☐ 2 Pck. Vollkornbrot (à 500 g)
☐ 1 Pck. Knäckebrot (200 g)
☐ 1 Pck. Buttertoast (500 g)
☐ 1 Pck. Knuspermüsli (Knusperone, 375 g)
☐ 2 Pck. Müsliriegel (Knusperone, 8 x 25 g)
☐ 1 Pck. Spaghetti (Alino, 500 g Rohgewicht, ohne Ei)
☐ 1 kg Mehl
☐ 1 Pck. Speisestärke (Remiga, 500 g)

Frisches Obst und Gemüse*

☐ 9 Äpfel
☐ 9 Bananen

☐ 4 Kiwis
☐ ca. 1 kg Tomaten
☐ ca. 1 kg rote Paprikaschoten
☐ ca. 1,5 kg Karotten
☐ 1 Salatgurke (ca. 700 g)
☐ 2 kg Zwiebeln
☐ 5 Köpfe grüner Salat
☐ ca. 5 kg Kartoffeln
☐ 1 Knolle Sellerie

☐ 1 Stange Lauch
☐ 1 Knoblauchknolle

*Bei Obst und Gemüse muß beim Einkaufen der Abfall mit berücksichtigt werden, der durch Schälen oder Putzen entsteht. Die im Rezept angegebenen Zutatenmengen gehen von der küchenfertigen Ware aus.

Fertigprodukte

- ☐ 1 American Big-Country-Pizza (Bill Collins, TK-Ware, 515 g)
- ☐ 1 Pck. Knusper-Rösti-Ecken (TK-Ware, 750 g)
- ☐ 2 Dosen Mandarinenfilets (314-ml-Dose, 175 g Abtropfgewicht)
- ☐ 1 Pck. Kaisergemüse (TK-Ware, 750 g)
- ☐ 1 Pck. Rahmspinat (TK-Ware, 450 g)
- ☐ 2 Dosen Delikatess-Bohnen (Gartenkrone, 580-ml-Dose, 300 g Abtropfgewicht)
- ☐ 1 Dose Maiskörner (425-ml-Dose, 285 g Abtropfgewicht)
- ☐ 1 Dose geschälte Tomaten (goldberry, 425-ml-Dose)
- ☐ 1 Dose Brechbohnen (Zeeland, 850-ml-Dose, 455 g Abtropfgewicht)
- ☐ 1 Glas Rote Bete in Scheiben (Gartenkrone, 580-ml-Glas, 350 g Abtropfgewicht)
- ☐ 2 Gläser Gewürzgurken (Gartenkrone)
- ☐ 1 Dose Champignons, ganz (La maison, 425-ml-Dose, 230 g Abtropfgewicht)
- ☐ 1 Dose Champignonstücke (314-ml-Dose, 170 g Abtropfgewicht)

Fleisch- und Wurstwaren

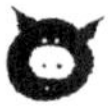

- ☐ 1 Pck. Neuseeländische Lammsteaks, mariniert (TK-Ware, 750 g)
- ☐ 2 Pck. gekochter Hinterschinken in Scheiben (à 200 g)
- ☐ 1 Dose dünne Wienerle (Schafft, Gesamtinhalt 5 Paar, 250 g Abtropfgewicht)

Geflügel und Fisch

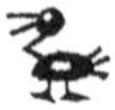

- ☐ 1 Pck. Hähnchenbrustfilets (Gut Weissenhaus, TK-Ware, 600 g)

☐ 2 Pck. Hähnchenfleisch in Aspik, in Scheiben (Leichtkost 3 Eichen, à 125 g)

☐ 1 Pck. Fischstäbchen (Almare, TK-Ware, 450 g)

Getränke

☐ 2 Fl. Apfelsinensaft (Rio d'oro, à 700 ml)

☐ 2 Pck. Apfelsaft (Tetrapack, à 1 l)

☐ 1 Fl. Karottensaft mit Honig (deleg, 330 ml)

Gewürze, Kräuter und sonstiges

☐ Pfeffer, weißer

☐ Paprikapulver, edelsüß

☐ Muskatnuß, gerieben

☐ Oregano, getrocknet

☐ Majoran, getrocknet

☐ Kümmel

☐ Jodsalz mit Fluor

☐ 1 Glas gefriergetrockneter Schnittlauch (Mamsell)

☐ 1 Glas gefriergetrocknete Petersilie (Mamsell)

☐ 1 Glas Delikatess-Senf (Bavaria)

☐ 1 Glas flüssiger Honig (Goldland)

☐ 1 Glas Erdbeerkonfitüre (Grandessa oder Tamara)

☐ 2 Pck. Klare Fleischbrühe (Lachende Köchin, Instantpulver oder Würfel)

☐ 1 Pck. Bratensoße (Lachende Köchin, Instantpulver für 250 ml Soße)

☐ 1 Fl. Essig (Burgmarke)

☐ 1 Rolle Backpapier (alio)

☐ 1 Pck. Süßstofftabletten (Süssli)

☐ 1 Fl. Zitronensaft

1. Tag

Insgesamt: ca. 1200 kcal

Möchten Sie sich Ihre Diäterfolge direkt vor Augen führen? Dann machen Sie sich auf einem karierten Blatt eine Skala. Auf der senkrechten Linie tragen Sie Ihr Ausgangsgewicht und Ihr Wunschgewicht ein (z. B. 70 kg und 65 kg), auf der waagrechten Linie die Tage von 1 bis 21. Wiegen Sie sich täglich, und notieren Sie das Gewicht als Punkt an jedem Tag. Verbinden Sie die Punkte miteinander, und Sie sehen anhand der abfallenden Kurve sehr gut, wie erfolgreich Sie abnehmen.
Der erste Tag dürfte der schwerste sein. Sie machen ihn sich leichter, wenn Sie ein Foto, auf dem Sie sich dick und unattraktiv finden, an Ihren Kühlschrank hängen. Dieser Psychotrick wird Sie davon abhalten, unkontrolliert zuzulangen. Auch Ihre Familie wird daran erinnert, um was es eigentlich geht – um Sie und um eine erfolgreiche Diät. Sie wird Sie bestimmt in Ihrem Vorhaben ermutigen und unterstützen. Nehmen Sie tagsüber viel Mineralwasser zu sich, vor allem vor jeder Mahlzeit sollten Sie ein paar Schlucke trinken. Das beschäftigt den Magen und füllt ihn. So können Sie Hungergefühle gut unterdrücken. Das Wasser schmeckt leicht gekühlt und mit einem Schnitz Zitrone am besten. Ideal für unterwegs sind die kleinen 0,33 l-Flaschen von Aldi. Außerdem eignen sich für zwischendurch Wassermelonen, Gurkenstücke, Tomaten, rohe Karotten oder Radieschen. Diese Gemüsearten haben wenig Kalorien, sind aber reich an Mineralstoffen und Wasser. Wenn Sie einen Entsafter besitzen, können Sie daraus auch frische Gemüsesäfte machen. Salzen Sie sie nicht, sondern würzen Sie die Drinks mit Pfeffer und Kräutern ab. Sie können zwischendurch auch mal

eine Scheibe Knäckebrot (32 kcal) essen, die fällt kaum ins Gewicht, überlistet aber den Hunger.

Frühstück: Vollkornbrot mit Quark, Bananen und Honig

Zubereitungszeit ca. 10 Min., pro Person ca. 285 kcal

4 Scheiben Roggenvollkornbrot (à 50 g)
200 g Magerquark
2 kleine Bananen (200 g, geschält)
4 TL flüssigen Honig (Goldland, 40 g)
4 Gläser Apfelsinensaft mit Fruchtfleisch
(Rio d'oro, à 150 ml)

Die Brotscheiben dick mit Quark bestreichen. Bananen schälen, in dünne Scheiben schneiden und schuppenartig auf den Quark legen. Den Honig darüberträufeln. Dazu den Apfelsinensaft trinken.

Tip: Wer keine Diät macht, kann zusätzlich noch ein weiteres Brot mit Belag nach Belieben essen.

Zwischendurch: Knäckebrot mit Tomaten und Zwiebeln

Zubereitungszeit ca. 5 Min., ca. 132 kcal

2 Scheiben Knäckebrot (20 g)
2 EL körniger Frischkäse
(Bayernland, 20% F. i. Tr., ca. 50 g)
100 g Tomaten
weißer Pfeffer
einige Zwiebelringe

Die Knäckebrotscheiben mit dem Frischkäse bestreichen. Die Tomaten in Scheiben schneiden, leicht pfeffern, dann zusammen mit den Zwiebelringen darauflegen.

Mittagessen: Kartoffelgratin und Salat

Zubereitungszeit ca. 20 Min., Backzeit ca. 45 Min., pro Person ca. 357 kcal

1 kg Kartoffeln (vorwiegend festkochende Sorte, geschält)
1 EL Butter (10 g)
200 ml klare Fleischbrühe
(Lachende Köchin, Instantpulver oder Würfel)
3 EL Sahne (Milfina, 30 g)
1 EL Mehl (15 g)
50 g streichfähiger Schmelzkäse (Hochland, 45% F. i. Tr.)
weißer Pfeffer, Muskatnußpulver, Jodsalz mit Fluor
3 EL geriebener Käse (Hochland, 45% F. i. Tr., 30 g)
1 Kopf grüner Salat (ca. 300 g)
3 EL Essig (Burgmarke)
1/2 kleine Zwiebel (20 g)
1 TL Delikateß-Senf (Bavaria)
1 EL gefriergetrockneter Schnittlauch (Mamsell)
2 EL Sonnenblumenöl (Bellasan, 20 g)

Die Kartoffeln waschen, schälen und in dünne Scheiben hobeln. Den Backofen auf 200° C vorheizen. Die Fleischbrühe erhitzen. Sahne und Mehl einrühren und das Ganze unter Rühren aufkochen lassen. Etwa 5 Min. leise köcheln lassen, dabei den Schmelzkäse einrühren. Die Soße mit Pfeffer, Muskat und Salz würzen. Die Kartoffelscheiben in eine hitzefeste Form (mit Butterschmalz eingefettet) schichten, die Soße darübergießen und einrühren. Den geriebenen Käse darüber verteilen und das Gratin im Backofen auf mittlerer Einschubleiste etwa 45 Min. backen. Inzwischen den Salat waschen, abtropfen lassen, putzen und in mundgerechte Stücke zerpflücken. Den Essig zusammen mit Zwiebelwürfeln, Senf, Schnittlauch, Pfeffer und Salz verrühren, das Öl dazugeben und dann das Dressing unter den Salat mischen. Das Gratin zusammen mit dem Salat anrichten.

Zwischendurch: Bananen-Karotten-Drink

Zubereitungszeit ca. 5 Min., ca. 118 kcal

1/2 kleine Banane (ca. 50 g, geschält)
1/2 Flasche Karottensaft mit Honig
(deleg, Gesamtinhalt 330 ml)

Die geschälte Bananenhälfte mit einer Gabel zerdrücken, zum Karottensaft geben und alles gut durchmixen.

Abendessen: Große Salatschüssel mit Schinken

Zubereitungszeit ca. 30 Min., pro Person ca. 311 kcal

1 kleiner Kopf- oder anderer Blattsalat (ca. 200 g)
2 rote Paprikaschoten (300 g)
125 g Maiskörner (aus der 425-ml-Dose,
285 g Abtropfgewicht)
300 g Karotten
1 Salatgurke (ca. 500 g)
4 Scheiben gekochter Hinterschinken ohne Fettrand
(aus der Pck., ca. 120 g)
1/2 Zwiebel (ca. 20 g)
2 EL Essig (Burgmarke)
weißer Pfeffer, Jodsalz mit Fluor
125 g leichte Salatcreme (Kim)
1 EL gefriergetrockneter Schnittlauch aus dem Glas
(Mamsell)
4 Gläser Apfelsinensaft mit Fruchtfleisch
(Rio d'oro, à 150 ml)

Den Salat waschen, abtropfen lassen, putzen und in mundgerechte Stücke teilen. 4 Salatteller damit auslegen. Die Paprikaschoten waschen, Stielansatz, Kerne, weiße Innenteile entfernen und das Fruchtfleisch in Streifen schneiden. Den Mais abtropfen lassen. Die Karotten waschen, schälen und fein raspeln. Die Gurke waschen, trockentupfen, schälen und fein hobeln. Das Salatgemüse nun in bunter Reihenfolge nach Sorten getrennt auf den Tellern anrichten, in die Mitte den Mais geben. Die Schinkenscheiben halbieren, die Hälften zu Tütchen aufrollen und auf dem Salat anrichten. Die Zwiebelhälfte schälen, fein würfeln und zusammen mit Essig, Pfeffer und Salz unter die Salatcreme rühren. Den Schnittlauch untermischen und das Dressing über die Salatportionen verteilen oder getrennt dazu reichen. Dazu den Apfelsinensaft servieren.

Tip: Wer keine Diät macht, kann dazu geröstetes Baguette oder Toastbrot essen. Diese Salatportionen lassen sich auch mit gekochtem Ei garnieren.

Aldi informiert ... und fünf weitere ultimative Spartips

Wenn's so weitergeht, befürchten wir, ist demnächst mit der Auferstehung Ludwig Erhards zu rechnen. Ohne Witz. Denn seit der Zeit des zigarrequalmenden dicken Kanzlers, der das Maßhalten als nationale Parole ausgab, war Sparen nicht mehr so en vogue wie heute. Die Regierung kürzt die Rente, die Modemacher die Röcke, die Post die Öffnungszeiten ... Zeitschriften aller Art ballern uns voll mit Telefon-, Reise-, Auto-, Gesundheits- und anderen meist mehr schlechten als rechten Spartips.

Gingen wir früher meilenweit für eine Camel, fahren wir heute zum Fabrikverkauf in die Billigpreis-Paradiese von Boss, Ellesse & Co. auf die Schwäbische Alb. Oder wir gehen zu Aldi um die Ecke. Wer seinen PC heute noch im Fachhandel kauft, ist selber schuld. Deutschland, eine Nation im Schnäppchenfieber!

Falls auch Sie die Knauser-Bewegung für die beste Idee seit der Erfindung von Aldi halten, wollen wir Sie nicht länger verschonen. Hier sind sie, die zehn weiteren ultimativen Spartips:

1. Zeitungen und Zeitschriften sind Luxus. Falls Sie trotzdem einen unbändigen Informationsdrang spüren und unbedingt wissen müssen, wie Ihr Lieblingsklub vor zwei Wochen gekickt hat, stöbern Sie doch in der Grünen Tonne Ihres Nachbarn.

2. Sie putzen Ihre Nase mit Tempo-Taschentüchern? Kein Wunder, daß Sie auf keinen grünen Zweig kommen. Mit Toilettenpapier sparen Sie pro Schneuzvorgang 0,0022 Mark. Macht in 45 Jahren, inklusive zweimal Schnupfen pro Winter, 106,92 Mark. Das reicht bei Aldi exakt für neun Packungen Mutter Martha's Weihnachts-Backmischungen, zwei PC-Schachspiele und ein Paar Handschuhe aus feinstem Rind-Nubuk-Leder.

3. Sprudel? Haben Sie's denn so üppig? Wenn Sie statt dessen täglich zwei Liter Leitungswasser trinken, sparen Sie pro Jahr 444,44 Mark.

4. Ihr Sauberkeits-Fimmel, also Ihre beiden Vollbäder vor Weihnachten und Ostern, bringen Sie garantiert noch an den Bettelstab. Frieren Sie das Wasser wenigstens ein, anstatt es ablaufen zu lassen. Dann haben Sie im Sommer herrliche Eiswürfel.

5. Wer hat Ihnen denn den Bären aufgebunden, daß Kaffee ein Einwegprodukt ist? Benutzen Sie das feine Amaroy-Pulver viermal (mindestens), anschließend wird es getrocknet und auf dem Weihnachtsmarkt verkauft: als Dritte-Welt-Kaffee, für acht Mark das Pfund.

2. Tag

Insgesamt: ca. 1128 kcal

Frühstück: Knuspermüsli mit Früchten

Zubereitungszeit ca. 10 Min., pro Person ca. 305 kcal

125 g Knuspermüsli (Knusperone)
1 1/2 kleine Bananen (ca. 150 g, geschält)
1 Dose Mandarinenfilets
(314-ml-Dose, 175 g Abtropfgewicht)
3 Becher Vollmilchjoghurt (à 150 g)

Das Müsli in eine Schüssel geben. Die Bananen schälen und in Scheiben schneiden. Die Mandarinenfilets abtropfen lassen und die Flüssigkeit auffangen. Das Obst unter das Müsli mischen. Den Joghurt gut verrühren, etwas Mandarinenflüssigkeit untermischen und das Ganze unter das Müsli heben. Das Müsli auf 4 Schälchen verteilen. Die Mandarinenflüssigkeit für später aufheben.

Zwischendurch: Knäckebrot mit Hähnchenaspik

Zubereitungszeit ca. 5 Min., ca. 131 kcal

2 Scheiben Knäckebrot
1–2 TL Halbfettmargarine (Looping)
50 g Hähnchenfleisch in Aspik (Leichtkost 3 Eichen)
1 kleine Gewürzgurke (Gartenkrone, ca. 20 g)

Die Brote dünn mit Halbfettmargarine bestreichen, die Aspikscheiben darauf verteilen und das Ganze mit Gurkenscheiben garnieren.

Mittagessen: Hähnchengeschnetzeltes mit buntem Gemüse

Zeit zum Antauen ca. 1 Std., Zubereitungszeit ca. 45 Min., pro Person ca. 295 kcal

400 g Hähnchenbrustfilets (Gut Weissenhaus, TK-Ware)
1 Zwiebel (50 g)
3 rote Paprikaschoten (450 g)
100 g ganze Champignons
(La maison, aus der 425-ml-Dose, 230 g Abtropfgewicht)
160 g Maiskörner (aus der Dose, Rest vom 1. Tag)
2 EL Sonnenblumenöl (Bellasan)
weißer Pfeffer, Paprikapulver edelsüß, Jodsalz mit Fluor
1 Päckchen Bratensoße
(Lachende Köchin, Instantpulver für 250 ml Soße)
2 EL gefriergetrocknete Petersilie (Mamsell)

Das Fleisch antauen lassen, dann fein schnetzeln. Die Zwiebel schälen und zu kleinen Würfeln hacken. Die Paprikaschoten waschen, halbieren; Stielansätze, Kerne, weiße Innenteile entfernen und das Fruchtfleisch in feine Streifen schneiden. Pilze und Mais abtropfen lassen. Das Öl in einer großen beschichteten Pfanne erhitzen und das Fleisch zusammen mit der Zwiebel darin rundherum scharf anbraten. Mit Pfeffer, Paprika und Salz kräftig würzen. Dann die Paprikstreifen dazugeben, kurz mitdünsten, dann das restliche Gemüse untermischen. Etwa 100 ml Wasser angießen und das Ganze zugedeckt bei mäßiger Hitze 15 Min. durchschmoren lassen. Noch etwa 75 ml Wasser hinzugeben, Soßenpulver einrühren und das Ganze nochmals kurz durchköcheln lassen. Vom Herd nehmen, abschmecken und die Petersilie untermischen.

Tip: Kochen Sie dazu 150 g Langkornreis für alle. Wer Diät hält, darf davon eine kleine Portion essen (2 EL) und kommt so auf insgesamt ca. 380 kcal.

Zwischendurch: Banane

Ca. 118 kcal

1 Banane (125 g, geschält)

Abendessen: Feiner Gemüseeintopf

Zubereitungszeit ca. 35 Min., pro Person ca. 279 kcal

400 g Kartoffeln
Jodsalz mit Fluor
130 g ganze Champignons
(aus der Dose, Rest vom Mittag)
2 EL Sonnenblumenmargarine (Bellasan, 20 g)
500 g Kaisergemüse (Gartenkrone, TK-Ware, Mischung aus Blumenkohl, Brokkoli und Karotten, Gesamtinhalt 750 g)
750 ml klare Fleischbrühe (Lachende Köchin, Instantpulver oder Würfel)
weißer Pfeffer, Muskatnußpulver, getrockneter Majoran
2 EL gefriergetrocknete Petersilie (Mamsell)
1 EL Schmand (dicke saure Sahne mit 24% Fett, 25 g)
2 Paar dünne Wienerle aus der Dose
(Schafft, Gesamtinhalt 5 Paar, 250 g Abtropfgewicht)

Die Kartoffeln waschen, schälen und mittelfein würfeln, in wenig gesalzenem Wasser zugedeckt vorgaren. Champignons abtropfen lassen. Die Margarine in einem Topf erhitzen und das TK-Gemüse darin unter Rühren andünsten. Die Pilze dazugeben und kurz mitdünsten. Kartoffelstücke abgießen, zum Gemüse geben und das Ganze mit der Brühe auffüllen. Etwa 7 Min. zugedeckt bei milder Hitze garen, dann würzen, die Petersilie dazugeben und den Schmand einrühren. Die Wienerle in mundgerechte Stücke schneiden, in der Suppe heiß werden lassen, dann alles servieren.

Tip: Wer keine Diät macht, kann noch ein Dessert essen.

Wir lieben Aldi ...
... weil dem Kunden kein X für ein U vorgemacht wird

Aldi ist, landläufigen Meinungen zum Trotz, nicht billig, sondern preiswert. Ein feiner, aber entscheidender Unterschied. Denn was nützt Ihnen die größte Lkw-Ladung Lebensmittel zum Superpreis, wenn sich bereits beim Geruch des »Knuspermüslis« sogar die Nackenhaare von Bello sträuben? Was hilft Ihnen die leckerste »American Big-Country-Pizza«, wenn sie nicht mal als Dung für Ihren Gummibaum taugt? (Ganz abgesehen davon, daß Sie sie in diesen drei Wochen leider ohnehin nicht essen dürfen ...)
Quantität zu günstigen Preisen ist zwar schön und gut – aber nur, wenn auch die Qualität des Produkts stimmt. Aldi garantiert beides. Bevor die Ware in den Karton oder die Kiste kommt, wird sie geprüft, geprüft und nochmals geprüft. Wenn's notwendig ist, greift der Aldi-Geschäftsführer wahrscheinlich sogar dienstlich zur Flasche, um zu kontrollieren, ob der Apfelsinensaft tatsächlich nach Apfelsine und nicht nach Spülwasser schmeckt. Oder – bei Aldi scheint uns nichts unmöglich – Theo Albrecht kontrolliert eigenhändig nach, ob das Toilettenpapier wirklich 200 Blatt hat, falls die Zählmaschine streikt.
Was auf der Aldi-Packung draufsteht, ist auch drin. Das gilt auch für die Frischegarantie. Dafür sorgt nicht zuletzt die Ex-und-hopp-Mentalität der Kunden. Manche, so haben wir beobachtet, kommen mit ihrem Six-Pack Karlskrone Edel-Pils nicht mal bis zur Kasse. Rasante Umschlaghäufigkeit, haben wir uns sagen lassen, nennt man diesen Fakt in der Betriebswirtschaftslehre.

3. Tag

Insgesamt: ca. 1148 kcal

Haben Sie schon etwas abgenommen? Ganz bestimmt ist das erste Pfund schon gepurzelt! Denken Sie daran, daß erst ab heute die Fettpolster angegriffen werden. Bisher haben Sie nur Wasser verloren, das ist aber auch wichtig, weil aufgeschwemmtes Gewebe schwabbelig ist und etliche Pfunde birgt. Ihren Gewichtsverlust unterstützen und fördern Sie durch Sport: Jeden Tag ein bißchen Bewegung verbrennt zusätzliche Kalorien und tut dem Kreislauf und Ihrer Fitneß gut. Gewöhnen Sie sich an, mehr zu Fuß zu gehen, zu radeln, Treppen zu steigen und jeden Tag ein bißchen Gymnastik zu machen. Das strafft das Gewebe, das durch den Fettabbau schlaff geworden ist, und baut dort Muskeln auf, wo früher Fett war. Ein zweiter Psychotrick: Servieren Sie Ihre Mahlzeiten auf kleineren Tellern. Dadurch haben Sie den Eindruck, daß der Teller genauso voll ist wie früher, und Sie fühlen sich gegenüber den »Normalessern« nicht benachteiligt.

Frühstück: Brot mit Hähnchenaspik und Frischkäse

Zubereitungszeit ca. 10 Min., pro Person ca. 295 kcal

4 Scheiben Vollkornbrot (à 50 g)
4 TL Halbfettmargarine (Looping)
1 Pck. Hähnchenfleisch in Aspik
(Leichtkost 3 Eichen,125 g)
1 Tomate oder 2 Gewürzgurken (Gartenkrone)
zum Garnieren
4 Scheiben Knäckebrot (à 10 g)

1 Becher körniger Frischkäse
(Bayernland, 20% F. i. Tr., 200 g)
4 TL Erdbeerkonfitüre (Grandessa oder Tamara, 40 g)
4 kleine Gläser Apfelsaft (à 100 ml)

Die Vollkornbrote mit Halbfettmargarine bestreichen, die Aspikscheiben darauf anrichten und das Ganze mit Tomaten- oder Gurkenscheiben garnieren. Die Knäckebrote mit Frischkäse bestreichen und die Konfitüre darauf verteilen. Dazu jeweils ein Glas Apfelsaft trinken.

Zwischendurch: Müsliriegel

Ca. 103 kcal

1 Müsliriegel (Knusperone, 25 g)

Mittagessen: Fischstäbchen mit Rahmspinat

Zubereitungszeit ca. 35 Min., pro Person ca. 388 kcal

1 EL Sonnenblumenmargarine (Bellasan, 10 g)
2 Pck. Rahmspinat (TK-Ware, à 450 g)
weißer Pfeffer, geriebene Muskatnuß, Jodsalz mit Fluor
etwas Knoblauch nach Geschmack
1 EL Mehl oder Speisestärke (Remiga, 15 g)
1 Pck. Fischstäbchen (Almare, TK-Ware, 15 Stück, 450 g)
1 großes Stück Backpapier (alio)

In einem weiten Topf die Margarine zerlassen, den Spinat dazugeben und das Ganze zugedeckt bei milder Hitze dünsten. Sobald der Spinat gut aufgetaut ist, immer wieder umrühren, gegebenenfalls 3–4 EL Wasser angießen. Den Spinat dann mit Pfeffer, Muskatnuß, Salz und Knoblauch würzen. Das Mehl oder die Stärke je nach Konsistenz des Gemüses mit etwas Wasser verrühren und unter den Spinat mischen. Das Ganze zugedeckt ein paarmal aufwallen lassen. Den Backofen auf 200° C vorheizen, das Backpapier auf ein Blech legen. Die

Fischstäbchen auf dem Blech verteilen und im heißen Backofen auf mittlerer Einschubleiste von beiden Seiten etwa 15 Min. knusprig braun braten. Nach 7 Min. vorsichtig wenden. Fischstäbchen mit dem Spinat anrichten.

Tip: Dazu können Sie für die Personen, die nicht Diät halten, Salzkartoffeln reichen. Kochen Sie 800 g Kartoffeln in Salzwasser.

Zwischendurch: Karottentrunk

Zubereitungszeit ca. 1 Min., ca. 118 kcal

1/2 Flasche Karottensaft mit Honig
(165 ml, Rest vom 1. Tag)
100 ml Apfelsaft (Tetrapack)

Die Säfte miteinander verquirlen.

Abendessen: Ofenkartoffeln und Bohnensalat

Zubereitungszeit ca. 50 Min., pro Person ca. 316 kcal

1 kg möglichst gleichgroße Kartoffeln
1 großes Stück Backpapier (alio)
weißer Pfeffer, Jodsalz mit Fluor, Kümmel
1 EL Sonnenblumenmargarine (Bellasan)
4 EL geriebener Emmentaler (Oberalp)
2 Dosen Delikateß-Bohnen
(Gartenkrone, 580-ml-Dosen, je 300 g Abtropfgewicht)
1 Zwiebel (50 g)
2 EL Essig (Burgmarke)
2 EL Sonnenblumenöl (Bellasan, 20 g)

Den Backofen auf 200° C vorheizen. Die Kartoffeln waschen, schälen und der Länge nach halbieren. Die gerundete Oberseite jeweils fächerartig einschneiden. Dann die Kartoffeln mit der Schnittfläche nach unten auf ein mit Backpapier ausgelegtes

Blech legen und die Oberseite mit Pfeffer, Salz und Kümmel bestreuen. Die Margarine durch Erwärmen verflüssigen und auf die Kartoffeln streichen. Das Ganze auf mittlerer Einschubleiste etwa 30 Min. backen, dann den Käse über die Kartoffeln streuen und das Ganze noch weitere 15 Min. backen. Inzwischen die Bohnen abtropfen lassen. Die Zwiebel schälen, fein hacken und zusammen mit dem Essig unter die Bohnen mischen. Alles mit Pfeffer und wenig Salz würzen, dann das Öl dazugeben. Die Ofenkartoffeln mit dem Salat servieren.

Typen, Thesen, Temperamente: Welcher Aldi-Typ sind Sie?

Der Alles-Käufer

Namen sind für diesen Typ Schall und Rauch, Marken überflüssiger Schnickschnack. Jeans müssen für ihn nur zwei Voraussetzungen erfüllen: blau sein und Nieten haben. Punkt. Aus. Deshalb assoziiert der Alles-Käufer mit dem Begriff »Diesel« ausschließlich Benzin. Nike? Göttin der griechischen Sage, weiß er vom Kreuzworträtsel. Hilfiger? Klar kennt er den: als Hilfiker, Andreas, Keeper beim Nürnberger Club. Dementsprechend sieht auch sein Einkaufsverhalten aus: Stopft sich die Taschen ziemlich wahllos mit allem voll, was vielleicht einigermaßen schmecken könnte, aber vor allem billig erscheint. Warum denn Gorbatschow, solange es Czerwi-Wodka gibt? Barilla-Nudeln? Luxus für Dummköpfe! Da werden doch auf den Preis 20 Prozent für Steffi Graf draufgeschlagen. Der Alles-Käufer kaut Pasta Baroni. Und schlürft hinterher ein Täßchen Amaroy Kaffee Milde Bohne, für 6,95 Mark das halbe Kilo. Einfach pfundig.

Der Marken-Fetischist

Stammt häufig aus einem bürgerlichen Elternhaus. Das prägt. Marken-Fetischisten sind Leute mit genauen Vorstellungen und strengen Prinzipien. Und die wirft so schnell keiner über den Haufen. Alles, was ihm fremd erscheint, meidet er wie die Pest. Deshalb ist er oft stockkonservativ bis auf die Knochen.

Und das natürlich auch beim Einkauf. Reinigt seine Schuhe ausschließlich mit Erdal, die Wäsche nur mit Persil und läßt die Nase eher tropfen, bevor er in ein anderes Taschentuch als Tempo schneuzt. Wie es die Familientradition vorgibt. Deshalb erschien ihm Aldi-Ware selbst dann noch überaus suspekt, als die Schnäppchen sogar schon im Tennisclub ein Gesprächsthema geworden waren.

Doch plötzlich hat er Blut geleckt. Sein erster Aldi-Auftritt fiel zwar noch leicht unbeholfen aus, inzwischen hat der Marken-Fetischist jedoch ein paar »seiner« Produkte in den Regalen entdeckt. Etwas anderes – da bleibt er konsequent – kommt nicht in die Tüte.

Neulich, beim gemeinsamen Fußballabend vor der Glotze, staunten wir allerdings nicht schlecht, als er uns tatsächlich eine Familienpackung Ibu-Kartoffelchips von Aldi vorgesetzt hat. »Bist du krank?« »Nee, aber clever«, triumphierte der Marken-Fetischist mampfend. »Die werden nämlich in der gleichen Fabrik wie die Crunchips von Bahlsen hergestellt.«

Der Schnäppchen-Jäger

Böse Zungen behaupten, daß die meisten Namen dieser Käufer-Typen entweder mit Mc beginnen oder auf -le enden. Einspruch! Denn die Spezies der Schnäppchen-Jäger ist längst weit über die Landesgrenzen von Schwaben- und Schottland hinaus bekannt. Aldi sei Dank!

Schließlich bringt Deutschlands Top-Discounter »jede Woche einen Schocker auf den Markt« (FAZ). Seither ist im Leben des Schnäppchen-Jägers nichts mehr so, wie es mal war. Durfte er früher, abgesehen von Weihnachten und Ostern, nur zweimal pro Jahr (Winter- und Sommerschlußverkauf) richtig ran, so gibt es für ihn jetzt 52 Feiertage pro Jahr. Immer mittwochs.

Selbstverständlich werden die kompletten Jahreseinkäufe nach diesen Terminen geplant. Bis ins allerkleinste Detail. Fein säuberlich wird jedes »Aldi informiert ...«-Blatt in einem Ordner abgelegt. Denn der clevere Aldianer weiß: (Fast) alles, was schon mal im Angebot war, kommt in einem bestimmten Zyklus wieder.

Der Ignorant

Was kümmert ihn das japanische Minzöl (30-Milligramm-Flasche für 2,98 Mark) oder die Freiarm-Nähmaschine? Soll sie seinetwegen doch neben ihrem 20-Stich-Programm noch über ABS und Tiptronic-Schaltung verfügen. Solche Dinge sind ihm total egal. Alle reden von Schnäppchen und Wahnsinnspreisen – er nicht. Mögen seine Freunde auch total verrückt spielen und jedes Wochenende eine Aldi-Party schmeißen, der Ignorant geht einfach nicht hin, sondern seinen eigenen Weg.

Mit biererntster Miene stapft er durchs Leben. Geradlinig. Unbeirrt. Politisch korrekt. Sprechen wir von Aldi, beschwört er das Ende der abendländischen Kultur herauf. Bewundern wir die flinken Kassiererinnen, vergleicht er deren Job mit Kinderarbeit in der Dritten Welt. Schwärmen wir von Nutoka, schmiert er uns die vorwurfsvolle Frage aufs Butterbrot, was denn aus unserer revolutionären Gesinnung geworden sei. Lachen wir über Harald Schmidt, geht er in den Keller.

Mit dem Ignoranten ist nicht gut Kirschen essen. Schon gar nicht die von Aldi. Er hat den Marsch durch die Institutionen hinter sich und sitzt als Oberstudienrat oder Diplom-Soziologe fest im Sattel. Und alles, was er macht, geschieht aus prinzipiellen Erwägungen, aus purer Vernunft. Seine sämtlichen Handlungen sind kopfgesteuert. Mit Ausnahme des Toilettengangs.

Natürlich raucht und trinkt der Ignorant nicht. Und wenn er eines Tages stirbt, merkt er es vermutlich überhaupt nicht. Denn das wahre Leben hat er immer ignoriert.

4. Tag

Insgesamt: ca. 1209 kcal

Frühstück: Toast mit Kräuterrührei und Apfelsaft

Zubereitungszeit ca. 20 Min., pro Person ca. 282 kcal

8 Scheiben Toastbrot (à 20 g)
1 EL Sonnenblumenmargarine (Bellasan, 15 g)
5 frische Eier (Gewichtsklasse M)
2 EL gefriergetrocknete Petersilie (Mamsell)
weißer Pfeffer, Jodsalz mit Fluor
4 kleine Gläser Apfelsaft (à 100 ml)

Toastbrotscheiben rösten. Die Margarine in einer beschichteten Pfanne erhitzen. Die Eier mit der Petersilie und den Gewürzen gut verquirlen, in das heiße Fett geben und stocken lassen, zusammenschieben und fertigbacken. Die Eimasse auf den Broten verteilen. Pro Person 2 Brote und 1 Glas Saft servieren.

Zwischendurch: Apfel-Frischkäse

Zubereitungszeit ca. 5 Min., ca. 129 kcal

1 kleiner Apfel (ca. 100 g)
3 EL körniger Frischkäse (Bayernland, 20% F. i. Tr., ca. 75 g)

Den Apfel waschen, abtrocknen, vierteln, entkernen und grob raspeln. Mit dem Frischkäse mischen.

Mittagessen: Backcamembert auf Salat
Zubereitungszeit ca. 35 Min., pro Person ca. 350 kcal

1 schöner großer Kopfsalat (300 g, geputzt)
1 Zwiebel
300 g Karotten
1 EL Delikatess-Senf (Bavaria)
2–3 EL Essig (Burgmarke)
1 EL Apfelsaft
weißer Pfeffer, Jodsalz mit Fluor
3 EL Sonnenblumenöl (Bellasan)
1 Pck. Backcamembert (4 x 75 g)
Pflanzenfett zum Braten (Kim)

Den Salat waschen, putzen und in mundgerechte Stücke zerteilen. Zwiebel schälen und fein würfeln. Die Karotten waschen, putzen, schälen und raspeln. Die Salatblätter in einer großen Schüssel mit den Zwiebeln und Karotten mischen. Den Senf mit Essig, Apfelsaft, Pfeffer und Salz verrühren. Das Öl und die Soße unter den Salat mischen. Den Salat auf 4 großen Tellern anrichten. Backcamembert nach Packungsvorschrift im Fett braten, auf Küchenkrepp abtropfen lassen, dann jeweils auf dem Salat anrichten.

Zwischendurch: Müsliriegel
Ca. 103 kcal

1 Müsliriegel (Knusperone, 25 g)

Abendessen: Spaghetti mit Tomaten-Karotten-Soße
Zubereitungszeit ca. 30 Min., pro Person ca. 345 kcal

300 g Spaghetti (Alino, ohne Ei, Rohgewicht)
Jodsalz mit Fluor
1 EL Sonnenblumenöl zum Kochen (Bellasan)
200 g Karotten

1 Zwiebel (50 g)
1 EL Sonnenblumenmargarine (Bellasan)
weißer Pfeffer, Paprikapulver edelsüß
1 Dose geschälte Tomaten (goldberry, 425-ml-Dose)
2 EL Schmand (dicke saure Sahne, 24% Fett)
2 EL gefriergetrocknete Petersilie (Mamsell)
getrockneter Oregano und Majoran

Die Spaghetti in etwa 3 l kochendes Salzwasser geben, etwas Öl hinzufügen und die Nudeln nach der Packungsanweisung bißfest kochen. Inzwischen die Karotten waschen, putzen, schälen und fein würfeln. Zwiebel schälen und fein würfeln. Die Margarine in einem Topf erhitzen, Karotten- und Zwiebelwürfel darin andünsten, mit Pfeffer, Paprika und Salz würzen, etwas Wasser zugeben und zugedeckt sehr weich kochen. Währenddessen die Spaghetti auf ein Sieb schütten, abtropfen lassen, mit einer Gabel auflockern und warmstellen. Die Tomaten samt Flüssigkeit zu den weichen Karotten geben und das Ganze mit einem Passierstab fein pürieren. Den Schmand sowie die Kräuter untermischen und die Soße abschmecken. Zu den Spaghetti servieren.

Tip: Hier empfehlen sich als Zugabe für »Normalesser« Frikadellen

Wir lieben Aldi ...

... weil man dort keine Sinnkrise kriegt

»Bei Aldi«, schwärmt unsere Oma oft, »läßt es sich noch einkaufen wie in den guten alten Zeiten.« Wer damals »200 Gramm Käse« von der Verkäuferin verlangte, bekam den Wunsch auch prompt erfüllt – und wurde nicht mit der hinterhältigen Frage »Welcher darf's denn sein?« verwirrt. Jung, alt oder gar verschimmelt? Kuh, Ziege, Schaf? Eckig, oval, rund? Chester, Chèvre, Camembert? Bel Paese? Alles Käse!

Wer heutzutage einkaufen geht, muß mit dem Schlimmsten rechnen. Nicht nur an der Käsetheke. 30 verschiedene Typen Röstkaffee, Joghurtbatterien so weit das Auge reicht, hunderterlei Geschmacksvariationen von A (wie Apfel mit Zitrone) bis Z (wie Zitrone mit Apfel), Single-Terrine oder Großfamilien-Paket ...

20 000 Artikel und mehr. Wir sind bedient!

Nicht so bei Aldi. Dort sind wir zwar mal im Nahkampf um den letzten Rückenwärmer mit Angora (22,95 Mark – solange der Vorrat reicht) unter die Räder des Einkaufswagens einer wild gewordenen Konkurrentin geraten, aber noch niemals in eine Sinnkrise. Die Qual der Wahl findet im orange-blauen Reich nicht statt. Durch die freiwillige Beschränkung auf 700 Artikel im Nord-Imperium (im Süden sind's gar nur 600) herrscht Übersichtlichkeit im Sortiment. Und Klarheit. Nehmen wir Coca oder Pepsi? Was für eine blöde Frage! Aldianer trinken Topstar Cola (ein Liter für 0,89 Mark) – sonst nichts. Allerdings nicht während einer Diät. Da gibt's ja das prickelnde Mineralwasser oder die leckeren Früchtetees.

5. Tag

Insgesamt: ca. 1175 kcal

Nach diesem Tag ist schon ein Viertel der Diät geschafft! Herzlichen Glückwunsch, daß Sie bereits so lange mitmachen. Jetzt hat sich Ihr Körper gut auf die Diät eingestellt. Das Abnehmen wird von Tag zu Tag leichter. Sicherlich fühlen Sie sich auch fitter und ausgeglichener, denn die Diät liefert dem Körper alle Nähr- und Wirkstoffe, die er täglich braucht. Einseitige Diäten haben viele Schwachpunkte, vor allem sinkt die körperliche Leistungsfähigkeit, da Vitamine und Mineralstoffe fehlen. Nicht so bei Ihrer Aldi-Diät. Sie ist ausgewogen und abwechslungsreich – der beste Garant für Wohlbefinden und Leistungsfähigkeit vom ersten bis zum letzten Tag. Sie sollten nicht nur die Kalorien zählen, die Sie sich zugeführt haben: Zählen Sie doch zur Abwechslung mal die »negativen Kalorien«, nämlich die, die Sie sich heute verkniffen haben. Der schnelle Snack aus der Imbißbude, die Praline am Arbeitsplatz, das Eis, das Stück Torte ... Da würden schnell 1000 Kalorien zusammenkommen. Wenn Sie darauf verzichtet haben, können Sie stolz sein, denn Sie haben sich voll im Griff.

Frühstück: Käse- und Honigbrot

Zubereitungszeit ca. 10 Min., pro Person ca. 264 kcal

4 Scheiben Vollkornbrot (à 50 g)
4 TL Halbfettmargarine (Looping, 20 g)
200 g Harzer oder Korbkäse in Scheiben (Käsemeister)
2 Gewürzgurken (Gartenkrone) oder 1 Tomate
zum Garnieren

4 Scheiben Knäckebrot
100 g Magerquark
4 TL flüssiger Honig (Goldland, 40 g)

Die Vollkornbrote dünn mit Halbfettmargarine bestreichen. Den Käse darauf verteilen. Gurken oder Tomate in Scheiben schneiden und die Brote damit garnieren. Die Knäckebrote mit Quark und Honig bestreichen.

Zwischendurch: Tomatensalat und Knäckebrot

Zubereitungszeit ca. 5 Min., ca. 118 kcal

250 g Tomaten
1/2 kleine Zwiebel
1 EL gefriergetrockneten Schnittlauch (Mamsell)
1 TL Essig (Burgmarke)
weißer Pfeffer, Jodsalz mit Fluor
einige Tropfen Sonnenblumenöl (Bellasan)
1 Scheibe Knäckebrot

Die Tomaten waschen, trocknen, halbieren, Stielansätze herausschneiden und in dünne Scheiben schneiden. Die Zwiebelhälfte schälen und fein würfeln, mit den Tomaten und dem Schnittlauch mischen. Essig, Pfeffer und Salz dazugeben, das Öl hinzufügen und alles gut vermischen. Das Knäckebrot dazu essen.

Mittagessen: Lammsteak mit knusprigen Kartoffelecken und Bohnen

Zubereitungszeit ca. 30 Min., pro Person ca. 413 kcal

300 g Knusper-Rösti-Ecken (TK-Ware, Gesamtinhalt 750 g)
400 g Neuseeländische Lammsteaks, mariniert (TK-Ware, Gesamtinhalt 750 g)
30 g Pflanzenfett (Kim)

1 Dose Brechbohnen (Zeeland, 850-ml-Dose, 455 g Abtropfgewicht)
1 TL Sonnenblumenmargarine (Bellasan)
1 kleine Zwiebel
weißer Pfeffer, Jodsalz mit Fluor
1 Stück Backpapier (alio)

Den Backofen auf 200° C vorheizen. Ein Blech mit Backpapier auslegen und die Knusperecken darauf verteilen. Im Backofen nach Packungsanweisung knusprig braten. Inzwischen die Lammsteaks im heißen Fett von beiden Seiten braten. Die Bohnen abtropfen lassen. Die Margarine in einem Topf erhitzen. Zwiebel schälen, fein würfeln und darin glasig dünsten. Die Bohnen dazugeben, kurz andünsten und dann mit Pfeffer und Salz würzen. Kartoffelecken zusammen mit dem Fleisch und den Bohnen anrichten.

Zwischendurch: Joghurt (probiotisch)

Ca. 128 kcal

1 Becher probiotischer Joghurt (Biotic, 3,5% Fett, 200 g)

Abendessen: Pellkartoffeln mit Kräuterquark

Zubereitungszeit ca. 30 Min., pro Person ca. 252 kcal

1 kg möglichst gleichgroße Kartoffeln
300 g Magerquark
100 ml frische Vollmilch
weißer Pfeffer, Salz
je 2 EL gefriergetrockneter Schnittlauch und Petersilie (Mamsell)
1 Zwiebel (50 g)
1–2 Knoblauchzehen nach Belieben

Die Kartoffeln waschen, abbürsten und knapp mit Wasser bedeckt im geschlossenen Topf etwa 25 Min. bei mäßiger Hitze garen. Inzwischen den Quark mit der Milch verrühren, mit Pfeffer und Salz kräftig würzen und die Kräuter untermischen. Zwiebel und Knoblauch schälen. Die Zwiebel fein würfeln, den Knoblauch durch eine Presse drücken. Beides unter den Quark mischen. Die Pellkartoffeln abgießen und zusammen mit dem Quark servieren.

Tip: Dazu paßt als Ergänzung für »Normalesser« ein bunter Salatteller besonders gut.

Kohl und Co:
Die Top ten der prominenten Schwergewichte

»Noch nie«, jammert der »Stern«, »waren wir so viel Masse Mensch.« Macht's halblang, Jungs! Denn was, verdammt noch mal, soll an ein bißchen Speck so schlimm sein? Sind wir tatsächlich die schlechteren Menschen, weil wir auch unsere 27. Diät trotz sämtlicher guter Vorsätze nach dem dritten Tag abbrechen? Ist es tatsächlich eine Tragödie, daß wir ein paar Pfund mehr haben als der dünne Hering Westernhagen oder daß wir unsere spitzen Knochen nicht so zur Schau stellen können wie Nadja Auermann?
Was sind wir doch für ein seltsames Volk! Während unsere Gesellschaft in allen möglichen Bereichen dem totalen Größenwahn frönt (größeres Auto, größeres Haus, mehr Geld, mehr Freizeit, mehr Wachstum, mehr Luxus ...), darf's auf den Rippen kein Gramm zuviel sein. Auch wenn sie keine Luft mehr kriegen, zwängen sich die Frauen ins starre Korsett eines angeblichen Schönheitsideals, welches das Verhältnis zwischen Taille und Hüfte zum Maß aller Dinge macht. Doch selbst der Idealwert ist manchen Schlankheits-Fetischisten

noch nicht gering genug. Beispiel: Gianfranco Ferre. Der italienische Star-Modedesigner warf das Top-Model Valeria Mazza raus, weil die 1,77 Meter große Argentinierin (Maße: 88-60-90) »zu fett« war!
Doch viele Gegenbeispiele beweisen, daß ein paar Gramm zuviel noch keinem geschadet haben. Im Gegenteil! Dicke sollen nicht nur die besseren Liebhaber sein, wie eine Untersuchung des Sex-Forschers Professor Habermehl ergab, sondern besitzen auch allerbeste Karrierechancen. Beispiele gefällig? Hier ist sie, unsere Top-ten-Liste der prominenten Schwergewichte.

Dirk Bach
Schwul und rund? Na, und! Obwohl der knuddelige Wonneproppen (168 Zentimeter klein, knapp 90 Kilo schwer) bei der Aufnahmeprüfung an der Berliner Schauspielschule durchrasselte (wie schon früher dreimal in der Schule), stieg er auf wie ein Komet. Zunächst in der Kölner Kulturszene, dann im Fernsehen.
»Der erste Teddy, der sprechen kann« (Bach über Bach), steht auf Comedy – aber mit Tiefgang.

Ottfried Fischer
»Der Bulle von Tölz«, ein bayerisches Urviech der Handelsklasse A. Sein komisches Talent bewies der hinterfotzige Schauspieler und Kabarettist erstmals 1987, als er in der Bühnenrolle von Franz Josef Stauß Österreichs Bundespräsidenten Waldheim aufs Oktoberfest einlud. Das Soloprogramm »Schwer ist leicht was« war der endgültige Durchbruch. Seit 1998 hat er sogar zwei eigene Satire-Shows (»Fischers« und »Ottis Schlachthof«) im TV.

Oliver Hardy

Zusammen mit Stan Laurel das beste Komiker-Paar, das das Kino je gesehen hat. »Dick und Doof« gingen als Ikonen in die Filmgeschichte ein. Slapstick vom Allerfeinsten! Mensch, was haben wir gelacht! Ganz egal, in welcher Rolle (Klaviertransporteure, Wüstensöhne, Butler ...) sie sich wieder mal mit Feuereifer ins Zeug legten, um am Ende, wie immer, eine herrliche Katastrophe auszulösen.

Helmut Kohl

Rekord-Kanzler und Erfinder des Aussitzens. Brachte mit seinem breiten Hintern dafür auch ideale Voraussetzungen mit. Kohls Gewicht nahm im Laufe der Kanzlerschaft trotz alljährlichem Abspeck-Urlaub in St. Gilgen noch stärker zu als seine Machtfülle. Lieblingsspeise: Toffifee und Saumagen. Ging am Schluß seiner Amtszeit immer häufiger baden: zunächst im Wolfgangsee, dann bei den Wahlen.

Obelix

Gallier, dickster Freund von Asterix und bekanntester Hinkelstein-Produzent der Welt. Plumpste als Baby in den Zaubertrank des Druiden und ist seither unbesiegbar. Lieblingsbeschäftigungen: Wildschweinbraten essen und Keilereien mit den Römern. Hat ein riesengroßes Herz (nicht nur für sein Hündchen Idefix), nur eins kann er nicht verputzen: Wenn ihn einer »Dicker« nennt.

Marianne Sägebrecht

Ein starkes Stück Bayern – und überaus erfolgreich. Ist das »Zuckerbaby« doch auch »Out of Rosenheim« ein Star. Eine der wenigen deutschen Schauspielerinnen mit internationalem

Ruf. War unter anderem an der Seite von Michael Douglas (»Der Rosenkrieg«) und John Malkovich (»Der Unhold«) zu sehen. 1999 spielt sie in dem Kinofilm »Asterix und Obelix« (mit Gérard Depardieu) die Häuptlings-Gattin Gutemine.

Anne Nicole Smith
Ex-Fastfood-Kellnerin. Sorgte als Model für eine Revolution. Das Busen-Wunder kam, sah und siegte. Mit 180 Pfund! Die H&M-Plakate mit der XXXL-Blondine (»Ich bin der größte Skandal des Universums«) waren eine Wucht. Als Anne Nicoles 90jähriger Millionärs-Gatte J. Howard Marshall starb, legte sie noch mehr zu. Doch nach der sechsten Brustoperation platzten ihre Silikon-Brüste – und der »Playboy-Vertrag«.

6. Tag

Insgesamt: ca. 1121 kcal

Ihr Körper fühlt sich zusehends wohler. Sie unterstützen ihn schon die ganze Zeit durch entschlackende Mahlzeiten. Geizen Sie weiterhin mit Salz, essen Sie viel Gemüse und Obst. Vor allem das Kalium in unserer Nahrung wirkt anregend auf die Nierentätigkeit, harntreibend und ausschwemmend. Reich an Kalium sind Beerenobst, Bananen, Kartoffeln, Kohlgemüse, Erbsen, Rote Bete, Spinat und Pilze. Verwenden Sie, wann immer es geht, das Kochwasser (zum Aufgießen von Saucen, für Suppen), denn Kalium und andere Mineralstoffe gehen teilweise ins Kochwasser über. Bitte beim Kochen kein Salz zusetzen und das Gemüse erst nach dem Kochen mit Pfeffer und Kräutern würzen! Wenn Sie heute häufiger zur Toilette müssen, dann ist das ganz prima. Morgen werden Sie staunen, wie toll der Entschlackungstag gewirkt hat.

Frühstück: Großer Obstteller zum Entschlacken

Zubereitungszeit ca. 15 Min., pro Person ca. 262 kcal

4 Bananen (à 125 g, geschält)
4 große Äpfel (à 150 g)
200 g Mandarinen oder 1 Dose Mandarinenfilets
(314-ml-Dose, 175 g Abtropfgewicht)
4 Kiwis (à 70 g, geschält)

Die Bananen schälen und in Scheiben schneiden. Auf 4 Tellern hübsch anrichten. Die Äpfel waschen, abtrocknen, vierteln, das Kerngehäuse jeweils herausschneiden und dann die Viertel in dünne Spalten schneiden. Auf die Teller verteilen. Die Mandarinen schälen und in Spalten teilen. (Dosenfrüchte abtropfen lassen und ebenfalls auf die Teller verteilen.) Die Kiwis schälen, in Scheiben schneiden und dazulegen.

Tip: Wer keine Diät hält, kann danach noch ein Brot oder Müsli essen. Verwenden Sie stets Früchte der Saison, die es bei Aldi gibt. So zum Beispiel auch Nektarinen, Pfirsiche, Weintrauben, Ananas etc. Pro Person sollten es rund 400 g Obst sein.

Zwischendurch: Entschlackungsdrink mit Gurke

Zubereitungszeit ca. 10 Min., ca. 89 kcal

1 Stück Salatgurke (ca. 150 g)
1 EL Zitronensaft
weißer Pfeffer, Jodsalz mit Fluor
150 g Buttermilch
2 EL gefriergetrockneter Schnittlauch (Mamsell)

Gurke schälen, in kleine Stücke schneiden und zusammen mit dem Zitronensaft im Mixer pürieren. Mit Pfeffer und Salz würzen und die Buttermilch sowie den Schnittlauch untermixen. In ein Glas füllen.

Mittagessen: Big-Country-Pizza nach amerikanischer Art

Zubereitungszeit ca. 15 Min., pro Person ca. 320 kcal

1 American Big-Country-Pizza (Bill Collins, TK-Ware, 515 g)
1 schöner, großer Kopfsalat (300 g, geputzt)
1 Zwiebel (50 g)
2 EL Essig (Burgmarke)
2 EL Apfelsaft
weißer Pfeffer, Jodsalz mit Fluor
2 EL Sonnenblumenöl (Bellasan)
2 EL gefriergetrockneter Schnittlauch (Mamsell)

Die Pizza nach Packungsvorschrift im vorgeheizten Backofen backen. Inzwischen den Salat waschen, putzen und die Blätter in mundgerechte Stücke pflücken. Die Zwiebel schälen und fein würfeln, dann mit Essig, Apfelsaft, Pfeffer, Salz, Öl und Schnittlauch verrühren und das Dressing unter den Salat mischen. Pizza aus dem Ofen nehmen, in Viertel schneiden und mit einer großen Portion Salat servieren.

Zwischendurch: Entschlackungsdrink mit Apfelsaft

Zubereitungszeit ca. 1 Min., ca. 143 kcal

100 g Buttermilch
150 ml Apfelsaft
1 Spritzer Zitronensaft
1 TL Honig (Goldland, 10 g)

Die Buttermilch mit dem Apfelsaft verquirlen und mit Zitronensaft und Honig abschmecken.

Abendessen: Gemüserösti mit Kräutercreme und Rote-Bete-Salat

Zubereitungszeit ca. 40 Min., pro Person ca. 307 kcal

600 g Kartoffeln
300 g Karotten
1 Zwiebel (50 g)
weißer Pfeffer, Jodsalz mit Fluor
30 g Pflanzenfett (Kim)
250 g Magerquark
2 EL Schmand (dicke saure Sahne, 24% Fett, 50 g)
je 2 EL gefriergetrockneter Schnittlauch und Petersilie (Mamsell)
1 Glas Rote Bete in Scheiben (Gartenkrone, 580-ml-Glas, 350 g Abtropfgewicht)

Die Kartoffeln waschen, schälen und raspeln. In ein sauberes Küchentuch legen und ausdrücken, dann in eine Schüssel geben. Die Karotten waschen, putzen, schälen und raspeln. Zwiebel schälen und fein würfeln. Beides den Kartoffeln hinzufügen und alles gut mit Pfeffer und Salz würzen. Das Fett in einer beschichteten Pfanne erhitzen und die Röstimasse darin ausbreiten. Scharf anbraten, dann bei milder Hitze unter gelegentlichem Wenden fertigbacken. Den Quark mit dem Schmand verrühren, die Kräuter untermischen und das Ganze mit Pfeffer sowie Salz würzen. Die Rote Bete abtropfen lassen und auf 4 Salatteller verteilen. Rösti und Kräutercreme dazu servieren.

Tip: Dazu paßt für »Normalesser« eine Fleischbeilage besonders gut.

Wir lieben Aldi ...

... weil er ein Abenteuerland ist

»Komm mit mir ins Abenteuerland ...« Lange wurde gerätselt, doch jetzt wissen wir endlich, welchen Ort die Soft-Rocker Pur mit ihrem Hit gemeint haben: Aldi. Während Kaufhäuser längst zu Mini-Disneyländern degeneriert sind, in denen das Top-Erlebnis in dem befreienden Gefühl beim Verlassen des Ladens besteht, gibt's bei Aldi Atmosphäre pur. Askese als oberstes Prinzip. Das Angebot, reduziert aufs Allerwesentlichste, die vier Ks: Kisten, Kartons, Kauf und Kasse. Kundenherz, was brauchst du mehr? Auf dekorativ aufgebaute Dosenberge können wir verzichten (die schmeißt unser Kleinster sowieso um), auf klitzernden Schnickschack, der von der Decke baumelt, und schwachsinniges Hintergrundgedudel ebenso.

Weniger ist eben häufig mehr. Ein überzeugter Aldianer, dessen Botschaft wir im Internet aufgestöbert haben, hat in dem »low design« gar Parallelen zur Kirche entdeckt: hier der braune Karton, dort der schwarze Altar, hier der Adventbasar, dort der allwöchentliche Schnäppchenmarkt mit Gartenschlauch und Erste-Hilfe-Set. Doch zumindest bei den Führungskräften hat der gläubige Aldianer einen entscheidenden Vorteil des Konsumtempels ausgemacht: Die Filialleiter hätten zwar eine ähnliche Position wie Oberkirchenräte (unauffällige Strippenzieher), aber im Gegensatz zu denen seien sie immer in Bewegung.

Wie hat Pur gesungen? »Komm mit mir ins Abenteuerland, die Reise kostet den Verstand.« Nicht immer. Aber immer öfter.

7. Tag

Insgesamt: 1185 kcal

Frühstück: Müsli mit Äpfeln

Zubereitungszeit ca. 10 Min., pro Person ca. 310 kcal

125 g Knuspermüsli (Knusperone)
4 Äpfel (ca. 600 g)
2 EL Zitronensaft
2 EL flüssiger Honig (Goldland, 40 g)
400 ml frische Vollmilch

Die Müsliflocken in eine Schüssel geben. Äpfel waschen, abtrocknen, vierteln, das Kerngehäuse entfernen und die Apfelstücke fein würfeln oder raspeln. Zusammen mit dem Zitronensaft unter die Flocken mischen. Das Ganze gleichmäßig auf 4 Schälchen verteilen. Die Milch und den Honig dazugeben.

Zwischendurch: Karottenrohkost mit Apfel

Zubereitungszeit ca. 10 Min., ca. 126 kcal

200 g Karotten
1 kleiner Apfel (100 g)
weißer Pfeffer, Salz
1 TL Zitronensaft
1 EL Joghurt, 3,5% Fett (25 g)

Die Karotten waschen, putzen und raspeln. Äpfel waschen, vierteln, das Kerngehäuse entfernen und die Apfelstücke raspeln. Unter die Karotten mischen und das Ganze mit Pfeffer, Salz sowie Zitronensaft würzen. Den Joghurt untermischen.

Mittagessen: Rührei mit Schinken und Pilzen, Salat

Zubereitungszeit ca. 15 Min., pro Person ca. 366 kcal

8 frische Eier (Gewichtsklasse M)
weißer Pfeffer, geriebene Muskatnuß, Jodsalz mit Fluor
1 Pck. gekochter Hinterschinken in Scheiben (200 g)
1/2 Dose Champignonstücke (314-ml-Dose,
170 g Abtropfgewicht)
1 Zwiebel (50 g)
30 g Butter
1/2 Kopfsalat (150 g, geputzt)
200 g Tomaten
3 EL Essig (Burgmarke)
1 TL Delikateß-Senf (Bavaria)
2 EL Sonnenblumenöl (Bellasan)
2 EL gefriergetrocknete Schnittlauchröllchen (Mamsell)

Die Eier in ein Rührgefäß schlagen und zusammen mit Pfeffer, Muskat und Salz verquirlen. Schinkenscheiben in feine Streifen schneiden. Pilze abtropfen lassen. Die Zwiebel schälen und fein würfeln. Die Butter in einer beschichteten Pfanne erhitzen, die Zwiebeln und den Schinken darin anbraten, dann die Eier daraufgießen und die Pilze hinzufügen. Das Ganze stocken lassen, mit einem Pfannenwender zusammenschieben und fertigbacken. Den Salat waschen, putzen und in mundgerechte Stücke teilen. Die Tomaten waschen, putzen, in Scheiben schneiden und unter den Salat mischen. Die restlichen Zutaten zu einem Dressing verrühren und über den Salat geben.

Zwischendurch: Müsliriegel

Ca. 103 kcal

1 Müsliriegel (Knusperone, 25 g)

Abendessen: Herzhafte Kartoffelsuppe mit Würstchen

Zubereitungszeit ca. 35 Min., pro Person ca. 280 kcal

500 g Kartoffeln
1 Stück Sellerieknolle (ca. 100 g)
1 Stück oder 1 kleine Stange Lauch (ca. 150 g)
2 EL Sonnenblumenmargarine (Bellasan)
750 ml klare Fleischbrühe (Lachende Köchin, Instantpulver oder Würfel)
1 EL getrockneter Majoran
weißer Pfeffer, geriebene Muskatnuß, Jodsalz mit Fluor
1 Schuß Sahne (Milfina, ca. 30 g)
2 EL gefriergetrocknete Petersilie (Mamsell)
3 Paar dünne Wienerle aus der Dose (Schafft, 150 g, Rest vom 1. Tag)

Die Kartoffeln waschen, schälen und fein würfeln. Sellerie ebenfalls schälen und fein würfeln. Den Lauch gründlich waschen, putzen, dann in feine Streifen oder Ringe schneiden. Das Öl in einem Topf erhitzen und das Gemüse darin andünsten. Die Brühe angießen, den Majoran hinzufügen und das Ganze zugedeckt bei mäßiger Hitze etwa 20 Min. köcheln lassen. Das Gemüse mit einem Passierstab im Topf pürieren, dann die Suppe mit den Gewürzen abschmecken und Sahne, Petersilie sowie Würstchen dazugeben. Die Würstchen in der Suppe heiß werden lassen.

Tip: »Normalesser« können dazu geröstetes Baguette oder Toastbrot essen.

38 Aldi-Fakten: Wußten Sie, daß ...

... alles in Essen begann, wo die Eltern von Theo und Karl Albrecht 1913 ein kleines Lebensmittelgeschäft (35 Quadratmeter) betrieben?

... die Gebrüder Albrecht 1946 ins Geschäft eingestiegen sind? Nach der Rückkehr aus Krieg und Gefangenschaft eröffneten sie im Bergarbeiter-Viertel Essen-Schonnebeck einen Lebensmittelladen mit 100 Quadratmetern Fläche?

... die Expansion 1950 mit 13 Läden, in denen die Kunden noch richtig bedient wurden, anfing?

... 1961 die Aufspaltung in Aldi-Nord und -Süd vorgenommen wurde?

... der erste »echte« Aldi 1962 in Dortmund eröffnet wurde?

... sich der Umsatz in 43 Jahren in Deutschland mehr als vertausendfacht hat? Von 30 Millionen Mark pro Jahr (1955) stieg er auf 31 Milliarden Mark (1997).

... die Zahl der Aldi-Läden in derselben Zeit von 100 auf 3200 gewachsen ist?

... daß der monatliche Durchschnittsumsatz eines Aldi-Marktes heute bei 807000 Mark pro Monat liegt? 1955 betrug er gerade mal 25000 Mark.

... der monatliche Umsatz pro Quadratmeter Verkaufsfläche 1700 Mark beträgt?

... Aldi pro Mitarbeiter und Monat einen Umsatz von 200000 Mark macht?

... der durchschnittliche Artikelumsatz pro Jahr bei 50 Millionen Mark liegt? Vergleich: Handels-Riese Rewe (Minimal, Penny, Toom, HL) schafft nur eine Million Mark.

... Aldi-Nord exakt 700, der Süden genau 600 Artikel führt?

... nur die Berliner die Qual der Wahl zwischen dem Angebot von Aldi-Nord und Aldi-Süd haben?

... manche identischen Produkte im Nord- und Süd-Imperium unter verschiedenen Namen angeboten werden? Beispiel: Body-Lotion heißt bei Theo Albrecht »Olana«, bei Karl »Eldana«.
... jeder zweite in Deutschland gekaufte Fruchtsaft (51 Prozent) von Aldi stammt? Auch bei Gemüse- (42 Prozent) sowie Fleisch- und Wurstkonserven (40 Prozent) kommt das Unternehmen auf einen außerordentlich hohen Marktanteil.
... 95 Prozent aller Artikel Eigenmarken sind?
... das einzige Aldi-Eigenprodukt der Kaffee ist?
... der Non-Food-Anteil von ursprünglich zwei auf 13–14 Prozent zugenommen hat?
... viele Artikel zwar als Eigenmarken angeboten werden, aber aus der Produktion von namhaften Herstellern (Bahlsen, De Beukelaer, Blendax, Nestlé, Trumpf, Unilever) stammen?
... Aldi im Ranking aller deutschen Handelsunternehmen auf Platz vier liegt?
... Aldi bei den Verbrauchern ganz hoch im Kurs liegt? Nach einer Kommunikationsanalyse der Zeitschrift »Brigitte« finden 55 Prozent aller Westdeutschen (44 Prozent im Osten) den Discounter sympathisch. Rewe beispielsweise kommt nur auf 15 Prozent.
... Aldi mit 37 Prozent die höchste Stammkundenzahl im Lebensmitteleinzelhandel besitzt? Vergleich: Tengelmann kommt auf 20 Prozent.
... Aldi das mit Abstand bekannteste Einzelhandelsunternehmen ist? Jeder zweite denkt beim Stichwort Einkaufen sofort an Aldi. Edeka erreicht 29, Plus 21 Prozent.
... 60 Prozent aller Verbraucher mit Einkaufsspaß vor allem günstige Angebote verbinden? 46 Prozent der Aldi-Käufer gehen wegen der billigen Ware dorthin. Auf Rang zwei der Hitliste folgt »das gute Preis-Leistungsverhältnis« (44 Prozent).

... zehn Prozent der Verbraucher bemängeln, daß Aldi zu wenige Markenartikel führt? Acht Prozent meckern über fehlende Auswahl, fünf bis sieben Prozent über Kassenschlangen, Ladengestaltung und Warenpräsentation.
... nur zehn bis 15 Prozent Muß-Aldianer sind, die überwiegende Kundenzahl aber freiwillig kommt? Nur 16 Prozent der Aldi-Käufer müssen mit einem monatlichen Nettoeinkommen von 2000 Mark oder weniger leben. 52 Prozent verfügen zwischen 2000 und 4000 Mark, 32 Prozent sogar über mehr.
... eine Computer-Verkaufsaktion über 100 Millionen Mark bringt?
... Aldi bei einer Image-Untersuchung des »manager magazins« 1996 auf Platz 21 kam und damit vor so renommierten Unternehmen wie Dresdner Bank, Allianz, Unilever oder Esso lag?
... Aldi noch niemals Werbeagenturen oder Unternehmensberater beschäftigt hat? Der Werbeaufwand bei Aldi beträgt nur 0,3 Prozent vom Umsatz, also rund 100 Millionen Mark.
... Theo Albrecht, der gern Architekt geworden wäre, bei allen Einrichtungsplänen neuer Märkte mitmischt?
... Aldi beim Toilettenpapier die Zahl der Blätter zählt? Sämtliche Lieferungen unterliegen sensorischen Prüfungen und Laboranalysen.
... das Orwellsche Zeitalter (»1984«) auch bei Aldi längst begonnen hat? In vielen Märkten befinden sich hinter den Regalen abgetrennte Gänge, von denen aus Kunden und Personal durch schmale Fensterchen beobachtet werden können. Folge: Die Diebstahlquote bei Aldi (ein Prozent des Umsatzes) liegt weit unter der der Konkurrenz.
... auch hinter den Kulissen alles bis aufs i-Tüpfelchen genau geregelt ist? Nach einem internen »Leidfaden« wird exakt festgelegt, was sich wo in welcher Schreibtischschublade zu befinden hat.

... Theo Albrecht jedes Blatt Papier beidseitig beschreibt?
... Theo Albrecht wegen Krankheit noch keinen einzigen Tag im Betrieb gefehlt hat?
... Aldi auch in Österreich (»Hofer«), Großbritannien, Holland, Belgien, Frankreich, Dänemark sowie den USA aktiv ist? Insgesamt beläuft sich der Auslandsumsatz dieser rund 1500 Läden auf 15 Milliarden Mark pro Jahr.
... bei Aldi ratzfatz alle Produkte rausfliegen, die sich als Ladenhüter erweisen? Sogar unsere guten alten Gummibärchen erlitten dieses Schicksal. Allerdings nicht in Deutschland, sondern in den USA. Weil die bunten Dinger im Aldi-Markt in St. Louis weder Kinder noch Erwachsene froh machten, wurden sie wieder aus dem Sortiment verbannt.

Einkaufszettel für die 2. Woche

Milch, Milchprodukte und Käse

- ☐ 1 l frische Vollmilch
- ☐ 3 Becher probiotischer Joghurt (Biotic, 3,5% Fett, à 200 g)
- ☐ 1 Becher fettarmer Joghurt (500 g)
- ☐ 2 Becher Magerquark (à 500 g)
- ☐ 3 Becher körniger Frischkäse (Bayernland, 20% F. i. Tr., à 200 g)

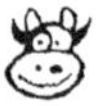

- ☐ 1 Pck. Schafskäse (Feta, 45% Fett i. Tr., 200 g)
- ☐ 1 Beutel Mozzarella (45% Fett i. Tr., 125 g)
- ☐ 2 Pck. Schmelzkäsescheiben (Hochland, 200 g)
- ☐ 1 Pck. Käseaufschnitt oder Edamer (Hochland, à 200 g)

Fette, Öle, Eier und Mayonnaiseprodukte

- ☐ 1 Pck. Halbfettmargarine (Looping, 250 g)
- ☐ 1 Pck. Sonnenblumenmargarine (Bellasan)
- ☐ 1 Pck. Butterschmalz (Butaris)
- ☐ 1 Fl. Olivenöl (Lorena)
- ☐ 5 frische Eier, Gewichtsklasse M

Getreideprodukte

- ☐ 8 Vollkornbrötchen
- ☐ ca. 1 kg Vollkornbrot

- ☐ 1 Pck. Knäckebrot (200 g)
- ☐ 1 Ciabatta zum Fertigbacken(300 g)
- ☐ 1 Pck. Früchtemüsli (Knusperone, 375 g)
- ☐ 1 Pck. Haferflocken (Remiga, 500 g)
- ☐ 1 Pck. Paniermehl
- ☐ 250 g Bandnudeln (Landvogt)
- ☐ 250 g Spaghetti (Alino)
- ☐ 600 g Langkornreis (USA-Reis, parboiled)

Frisches Obst und Gemüse*

- ☐ 6 Äpfel
- ☐ 5 Bananen
- ☐ ca. 400 g anderes Obst nach Wahl
- ☐ ca. 1,2 kg Karotten
- ☐ 2 Stangen Lauch

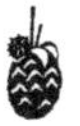

- ☐ 300 g Sellerie
- ☐ 2 kg Zwiebeln
- ☐ 1 Salatgurke (ca. 700 g)
- ☐ ca. 1,5 kg Tomaten
- ☐ 300 g Zucchini
- ☐ 500 g rote Paprikaschoten
- ☐ 2 Köpfe grüner Salat
- ☐ 1 Kiwi
- ☐ ca. 2 kg Kartoffeln

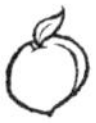

*Bei Obst und Gemüse muß beim Einkaufen der Abfall mit berücksichtigt werden, der durch Schälen oder Putzen entsteht. Die im Rezept angegebenen Zutatenmengen gehen von der küchenfertigen Ware aus.

Fertigprodukte

- ☐ 1 Pck. Kartoffelpüree (Instantpulver, 3 Beutel für je 4 Portionen)
- ☐ 1 Glas Erbsen und Karotten (Gartenkrone, 720-ml-Glas, 420 g Abtropfgewicht)
- ☐ 1 Dose Erbseneintopf (850-ml-Dose)
- ☐ 1 Dose Ananas in Scheiben (580-ml-Dose, 340 g Abtropfgewicht)
- ☐ 1 Dose Mandarinenfilets (314-ml-Dose, 75 g Abtropfgewicht)
- ☐ 1 Glas grüne, mit Paprika gefüllte Oliven
- ☐ 3 Pck. Buttergemüse (Gartenkrone, TK-Ware, à 300 g)
- ☐ 1 Pck. Tomatenpüree (500 g)
- ☐ 6 Dosen Champignonstücke (314-ml-Dose, 170 g Abtropfgewicht)

Fleisch- und Wurstwaren

- ☐ 3 Pck. gekochter Hinterschinken in Scheiben (à 200 g)
- ☐ 1 Dose dünne Wienerle (Schafft, Gesamtinhalt 5 Paar, 250 g Abtropfgewicht)
- ☐ 500 g Hackfleisch (TK-Ware)

Geflügel und Fisch

- ☐ 2 Pck. Hähnchenfleisch in Aspik, in Scheiben (Leichtkost 3 Eichen, à 125 g)
- ☐ 1 Dose Thunfisch in Öl (185-ml-Dose, 150 g Abtropfgewicht)

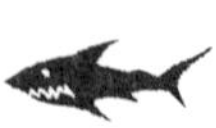

- ☐ 1 Pck. Alaska Seelachsfilets (Almare, TK-Ware, 800 g)

Getränke

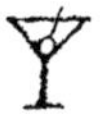

- ☐ 1 Fl. Apelsinensaft (Rio d'oro, 700 ml)
- ☐ 2 Pck. Apfelsaft (Tetrapack, à 1 l)
- ☐ 2 Fl. Karottensaft mit Honig (deleg, à 330 ml)

Kräuter, Gewürze und sonstiges

- ☐ Curry
- ☐ Basilikum, getrocknetes
- ☐ 1 Pck. Weiße Soße (Lachende Köchin, Instantpulver für 250 ml Soße)
- ☐ 1 Pck. Bratensoße (Lachende Köchin, Instantpulver für 250 ml Soße)
- ☐ 3 Pck. Klare Fleischbrühe (Lachende Köchin, Instantpulver oder Würfel)
- ☐ 1 Beutel gehobelte Mandeln (Sweet Valley)

8. Tag

Insgesamt: ca. 1211 kcal

Frühstück: Vollkornbrötchen mit Konfitüre

Zubereitungszeit ca. 5 Min., pro Person ca. 279 kcal

4 Vollkornbrötchen (à 50–60 g)
300 g Magerquark
8 TL Erdbeerkonfitüre (Grandessa oder Tamara, 80 g)
4 Gläser (à 150 ml) Apfelsinensaft (Rio d'oro)

Die Brötchen quer durchschneiden, auf die Hälften den Quark verteilen und darauf jeweils 1 TL Konfitüre geben. Pro Person 2 Brötchenhälften und 1 Glas Saft servieren.

Zwischendurch: Joghurt (probiotisch)

Ca. 128 kcal

1 Becher probiotischer Joghurt (Biotic, 3,5% Fett, 200 g)

Mittagessen: Gemüse-Reistopf mit Hähnchenfleisch

Zubereitungszeit ca. 45 Min., pro Person ca. 338 kcal

1 EL Sonnenblumenmargarine (Bellasan, 10 g)
1 Zwiebel (50 g)
150 g Langkornreis (USA-Reis, parboiled, Rohgewicht)
1 l klare Fleischbrühe (Lachende Köchin, Instantpulver oder Würfel)
300 g Karotten
300 g Lauch
300 g Sellerie

1 Dose Champignonstücke (314-ml-Dose, 170 g Abtropfgewicht)
200 g Hähnchenbrustfilet (Gut Weissenhaus, TK-Ware, eingefrorener Rest vom 2. Tag)
2 EL Sonnenblumenöl (Bellasan, 20 g)
weißer Pfeffer, Curry, Paprikapulver edelsüß, Jodsalz mit Fluor

Die Margarine in einem großen Topf erhitzen. Zwiebel schälen, fein würfeln und darin glasig dünsten. Den Reis hinzufügen und unter Rühren etwas andünsten. Dann die Hälfte der Brühe dazugießen und das Ganze im geschlossenen Topf etwa 10 Min. garen. Das Gemüse waschen, putzen und in feine Streifen schneiden, dann zusammen mit der restlichen Brühe zum Reis geben und alles noch weitere 10 Min. garen. Inzwischen die Pilze abtropfen lassen und das Fleisch in feine Streifen schneiden. Das Öl in einer beschichteten Pfanne erhitzen, das Fleisch darin rundherum kräftig anbraten und mit Pfeffer, Curry, Paprika und Salz gut würzen. Das Fleisch zur Gemüse-Reis-Mischung geben, locker untermengen und das Ganze pikant abschmecken.

Zwischendurch: Banane

Ca. 118 kcal

1 Banane (125 g, geschält)

Abendessen: Salatplatte mit Schafskäse und Thunfisch

Zubereitungszeit ca. 20 Min., pro Person ca. 348 kcal

1 schöner Kopfsalat (ca. 300 g, geputzt)
300 g Tomaten
300 g Karotten
1 Stück Salatgurke (ca. 350 g, Rest vom 6. Tag)
1 Zwiebel
50 g grüne, mit Paprika gefüllte Oliven
1 Pck. Schafskäse (Feta, 200 g, 45% F. i. Tr.)

3 EL Essig (Burgmarke)
1 EL Apfelsaft
1 Knoblauchzehe
weißer Pfeffer, Jodsalz mit Fluor
2 EL Olivenöl (Lorena)
1 Dose Thunfisch in Öl (185-ml-Dose,
150 g Abtropfgewicht)

Den Salat waschen, putzen und in mundgerechte Stücke teilen. Tomaten waschen, abtrocknen, halbieren, die Stielansätze herausschneiden und in dünne Spalten schneiden. Die Karotten putzen, schälen und raspeln. Gurke schälen und fein hobeln. Zwiebel schälen und fein würfeln. Die Oliven abtropfen lassen. Diese Zutaten auf 4 Salatteller verteilen und hübsch anrichten. Den Käse fein würfeln und darüberstreuen. Essig und Apfelsaft miteinander verrühren. Die Knoblauchzehe schälen und durch eine Presse drücken und dazugeben. Pfeffer, Salz und Öl untermischen und das Dressing über die Salatportionen verteilen. Den Thunfisch abtropfen lassen, dann zerteilen und auf dem Salat anrichten.

Tip: »Normalesser« können dazu geröstetes Baguette mit Butter essen.

(K)ein Laden für Hinz und Kunz: Warum Aldi Kult ist

Es ist noch gar nicht lange her, da war Einkaufen bei Aldi fast eine ähnlich heikle Sache wie ein Besuch im Puff. Man geht gern hin, aber möglichst unentdeckt. Still und heimlich schlichen wir aus dem Haus, meist erst nach Einbruch der Dunkelheit, immer hervorragend getarnt: mal mit einem angeklebten Nikolausbart und Pudelmütze, mal im Derrick-Trenchcoat mit hochgezogenem Kragen und verspiegelter Sonnenbrille. Zur Not kann uns der Blitz treffen, hieß damals unser Motto, aber – bitte, bitte – bloß nicht irgendein Freund. Wie haben sich die Zeiten doch geändert! Heutzutage ist die komplette Nation wie verrückt hinter Produkten wie Sonnenstrahl, Silverstone oder Sterngold her. Machen die einen aus der Not eine Tugend, finden die anderen tausend Gründe, um zu Aldi zu gehen. »Der Laden ist plötzlich nicht mehr peinlich, sondern ein Muß«, analysierte das »Zeit-Magazin« und widmete Aldianern aus dem Kreis der sogenannten Besserverdiener eine Titelgeschichte.

Fraglos, auch die feine Gesellschaft ist inzwischen auf den Geschmack und zu der Erkenntnis gekommen, daß nicht nur Käfer und Feinkost-Böhm Leckeres zu bieten haben. Vve. Monsigny Brut und Salmo Salar schmecken ebenso gut wie Edelmarken. Mindestens. »Aldi«, stellte denn auch die »Frankfurter Rundschau« fest, »ist weniger eine Frage des Geldbeutels, sondern des Glaubens.«

Helmut Schmidt hat sein offenes Bekenntnis bereits Anfang der siebziger Jahre abgelegt: In seiner Datsche am Brahmsee tischte »Schmidt-Schnauze«, damals noch Finanzminister, den europäischen Kollegen unter den Augen der TV-Kameras Aldi-Produkte auf. Über späteren Durchfall oder andere negative Auswirkungen ist nichts bekannt. Im Gegenteil.

Schließlich wurde Schmidt kurz darauf sogar zum Bundeskanzler gewählt.
Auch Skandalnudel Einar Schleef, der ausschließlich »Aldidente« futtert, hat's weit gebracht: zum Theaterregisseur an der weltberühmten Wiener Burg. Über Wolfgang Menge ist ähnliches bekannt. Wie eine Reihe anderer Promis wurde der erfolgreiche TV-Autor vom »Stern« zu diversen Ansichten über Gott und die Welt befragt. »Was«, wollte das Magazin wissen, »vermissen Sie im Ausland am meisten?« Menges Antwort kam prompt: »Aldi!«
Sogar Uli Hoeneß, Millionen-jonglierender Manager des FC Bayern, outete sich als Aldi-Fan. Nachdem eine Horde unterbelichteter Münchner Anhänger einen türkischen Europacupgegner mit Aldi-Tüten winkend empfangen hatte, stellte er klar: »Aldi ist ein angesehenes deutsches Spitzenunternehmen.«
Aldi ist mittlerweile ein Einkaufsparadies sowohl für die oberen Zehntausend als auch für Hinz und Kunz. Und – der entscheidende Unterschied zu früher: die Aldianer stehen offen zu ihrem Lieblingsgeschäft.
Während der Run auf Aldi ein paar naserümpfende Ignoranten dazu bringt, wegen eines angeblichen Werteverfalls Zeter und Mordio anzustimmen, lassen die anderen Deutschlands Top-Discounter hochleben: Landauf und landab werden Aldi-Feten gefeiert, selbst Fan-Clubs (Internet-Adressen: http://www.stud.uni-muenchen.de/~martin.fiutak/aldi.htm; http://home.t-online.de/home/k-fischer1/aldi.htm) haben sich inzwischen gegründet.
Aldi ist hip wie Mallorca. Aldi ist Kult wie Verona Feldbusch. Nichts wie hin!

9. Tag

Insgesamt: ca. 1186 kcal

Frühstück: Garniertes Käsebrot

Zubereitungszeit ca. 5 Min., pro Person ca. 317 kcal

4 Scheiben Vollkornbrot (à 50 g)
4 TL Halbfettmargarine (Looping)
200 g Käseaufschnitt (Hochland)
4 grüne, mit Paprika gefüllte Oliven (30 g)
1 Tomate (70 g)

Die Brote dünn mit Halbfettmargarine bestreichen und den Käse darauf verteilen. Oliven und Tomate in Scheiben schneiden und die Brote damit garnieren.

Zwischendurch: Müsliriegel und Saft

Ca. 146 kcal

1 Müsliriegel (Knusperone, 25 g)
100 ml Apfelsinensaft (Rio d'oro)

Den Riegel zusammen mit dem Saft servieren.

Mittagessen: Schinkennudeln

Zubereitungszeit ca. 20 Min., pro Person ca. 334 kcal

250 g Bandnudeln (Landvogt, Rohgewicht)
Jodsalz mit Fluor
1 EL Sonnenblumenöl zum Kochen (Bellasan)
2 EL Sonnenblumenmargarine (Bellasan, 20 g)
1 Zwiebel (50 g)

1 Pck. gekochter Hinterschinken (200 g)
2 EL gefriergetrocknete Petersilie (Mamsell)
weißer Pfeffer

Die Nudeln zusammen mit dem Öl in 2–3 l kochendes Salzwasser geben und nach Packungsanweisung bißfest kochen. Die Margarine in einer beschichteten Pfanne erhitzen. Zwiebel schälen, fein würfeln und darin glasig dünsten. Den Schinken in feine, kurze Streifen schneiden und mitbraten. Nudeln abgießen, gut abtropfen lassen und zusammen mit der Petersilie dazugeben. Alles gut vermengen und mit Pfeffer und Salz würzen.

Tip: »Normalessern« kann man zusätzlich ein Rührei über die Nudeln geben. Auch ein Salat paßt gut zu diesem Gericht.

Zwischendurch: Kräuterfrischkäse
Zubereitungszeit ca. 1 Min., ca. 125 kcal

125 g körniger Frischkäse (Bayernland, 20% F. i. Tr.)
1–2 EL gefriergetrockneter Schnittlauch (Mamsell)

Schnittlauch in den Frischkäse einrühren. Kurz durchziehen lassen.

Abendessen: Französische Zwiebelsuppe
Zubereitungszeit ca. 40 Min., pro Person ca. 264 kcal

700 g Zwiebeln
1 Knoblauchzehe
2 EL Sonnenblumenmargarine (Bellasan, 20 g)
150 ml trockener Rotwein
1 l klare Fleischbrühe (Lachende Köchin, Instantpulver oder Würfel)

4 Scheiben Toastbrot (à 20 g)
4 gehäufte EL geriebener Emmentaler (Oberalp, 80 g)

Die Zwiebeln und den Knoblauch schälen und in sehr dünne Scheiben schneiden. Margarine in einem Topf erhitzen, das Gemüse unter Rühren darin andünsten und zugedeckt etwa 20 Min. bei milder Hitze schmoren lassen. Dabei verliert sich die Schärfe, und das für die Suppe typische Aroma bildet sich aus. Gelegentlich umrühren. Den Backofen auf 200° C vorheizen. Den Wein angießen, das Ganze aufkochen, einige Minuten offen köcheln lassen, dann die Brühe einrühren. Die Suppe aufkochen und anschließend auf vier Suppentassen verteilen. Toastbrot rösten und jeweils eine Scheibe auf die Suppe legen. Mit Käse bestreuen und das Ganze im Backofen auf mittlerer Einschubleiste 10 Min. überbacken.

Zehn ultimative Moppel-Tips

Oh, pardon, Sie haben dieses Buch nur aus Versehen gekauft oder geschenkt bekommen. Außerdem lehnen Sie Diäten sowieso ab, weil Sie jetzt schon aussehen wie Kate Moss. Herzliches Beileid! Aber halb so schlimm. Denn für ausgehungerte und spindeldürre Models haben wir genau das richtige: Die ultimativen Moppel-Tips, von der »Molligen-Organisation plonder phantasievoller emanzipierter Luder«, kurz Moppel genannt. Falls Sie mehr über diese subversiven Frauen wissen wollen – ein Blick ins Internet genügt:

http://ourworld.compuserve.com/homepages/Lucrezia.

❶ Jeden Schritt zweimal überlegen. Wenn Sie einen Weg doppelt machen, besteht die Gefahr, daß Sie unnötig Kalorien verbrennen.

❷ Den Weg zur Arbeit nur mit öffentlichen Verkehrsmitteln zurücklegen. Während der Fahrt können Sie noch ein halbes Dutzend Salami-Käse-Mayo-Baguettes verdrücken.

❸ Zu Besprechungen und Konferenzen niemals mehr zum Essen mitnehmen, als Sie zu tragen imstande sind. Es könnte herunterfallen!

❹ Verzichten Sie auf fettarme Nahrung wie Reis und Knäckebrot sowie auf Obst, Salat und Gemüse. Dieses Zeug nimmt nur Platz weg im Magen für Dinge, die wirklich schmecken.

❺ Wasser ist zum Waschen da, aber niemals zum Trinken.

❻ Nehmen Sie sich Zeit für den kleinen Hunger zwischendurch und für zwei bis drei Kilo Schokoriegel. Das erhöht Ihre Ausgeglichenheit und Motivation.

❼ Verlassen Sie in der Mittagspause niemals Ihren Arbeitsplatz. Bei einem Spaziergang verlieren Sie wertvolle Kalorien, die Sie sich am Nachmittag nur mühsam wieder anfuttern müssen.

❽ Gehen Sie niemals mit leerem Magen ins Bett! Wir übernehmen keine Garantie dafür, daß Sie während der nächsten acht Stunden nicht verhungern werden.

❾ Stellen Sie sich am Bett immer einen kleinen Vorrat an Chips, Erdnüssen und Cola bereit. Den Weg zum Kühlschrank mitten in der Nacht wollen wir Ihnen wirklich nicht zumuten.

❿ Wenn Sie unbedingt abnehmen wollen, dann nur zu. Aber bitte nur das Telefon!

10. Tag

Insgesamt: ca. 1187 kcal

Halbzeit!! Jetzt dürfte Ihnen das Abnehmen schon richtig Spaß machen. Und Ihre Familie hatte doch hoffentlich auch nichts an unserem Speiseplan auszusetzen? Also dann: Auf in die zweite Runde. Belohnen Sie sich doch für Ihre gute Leistung. Wie wäre es heute mit einem Kinobesuch oder einem neuen Lippenstift? Vielleicht wird es auch Zeit für eine neue Frisur, die so richtig zu Ihrem Wohlgefühl paßt? Es gibt so viele Kleinigkeiten, mit denen man sich eine Freude machen kann. Belohnen Sie sich aber bloß nicht mit Essen und Naschwerk – das wäre das Aus für Ihre Diät!

Frühstück: Vollkornbrot mit Aspik-Aufschnitt

Zubereitungszeit ca. 5 Min., pro Person ca. 285 kcal

8 Scheiben Vollkornbrot (à 50 g)
8 TL Halbfettmargarine (Looping)
2 Pck. Hähnchenfleisch in Aspik (Leichtkost 3 Eichen, Aspikaufschnitt, à 125 g)
2 Gewürzgurken zum Garnieren (Gartenkrone, ca. 50 g)

Die Brote dünn mit Halbfettmargarine bestreichen. Aspikscheiben diagonal durchschneiden und gleichmäßig auf die Brote verteilen. Die Brote halbieren und mit den in Scheiben geschnittenen Gewürzgurken garnieren.

Zwischendurch: Äpfel
Zubereitungszeit 3 Min., ca. 135 kcal

250 g Äpfel

Die Äpfel waschen, abtrocknen, vierteln, das Kerngehäuse entfernen und die Apfelstücke in Spalten schneiden. Auf einem Teller anrichten.

Mittagessen: Fischfilet, Kartoffelpüree und Röstgemüse
Zubereitungszeit ca. 40 Min., Antauzeit ca. 1 Std., pro Person ca. 374 kcal

1 Pck. Alaska Seelachsfilets (Almare,TK-Ware, 800 g)
6 EL Zitronensaft
1 Stück Backpapier (alio)
weißer Pfeffer, Paprikapulver edelsüß, Jodsalz mit Fluor
20 g Butterschmalz (Butaris)
2 Zwiebeln (100 g)
300 g Zucchini
300 g Karotten
1 Beutel Kartoffelpüree (Trockenprodukt)
250 ml Milch
1 TL Butter
geriebene Muskatnuß

Die Seelachsfilets mit Zitronensaft einreiben und antauen lassen. Den Backofen auf 225° C vorheizen. Ein Backblech mit Backpapier auslegen. Dann die Fischfilets abtupfen und mit Pfeffer, Paprika und Salz würzen. Das Butterschmalz in einem Töpfchen schmelzen und die Fischstücke damit einpinseln. Im Backofen auf mittlerer Einschubleiste etwa 25 Min. backen und gelegentlich wenden. In der Zwischenzeit die Zwiebeln schälen und in feine Ringe schneiden. Das restliche Gemüse waschen, putzen, schälen und sehr fein hobeln. Im verbleibenden Fett die Zwiebeln unter Rühren glasig dünsten. Dann das restliche Gemüse dazugeben, anbraten und zugedeckt bei milder Hitze bißfest dünsten. Mit Pfeffer und Salz würzen. Die Milch zusammen mit 500 ml Wasser und der Butter aufkochen. Das Püree einrühren und nach Packungsanweisung zubereiten. Mit Muskat würzen. Die Fischfilets zusammen mit dem Gemüse und dem Püree servieren.

Zwischendurch: Apfel-Knäcke

Zubereitungszeit ca. 3 Min., ca. 112 kcal

30 g Magerquark
1 Scheibe Knäckebrot (10 g)
1/2 kleiner Apfel (50 g)
1 TL Honig (Goldland, 10 g)

Den Quark auf das Brot streichen. Den Apfel waschen, abtrocknen, vierteln, das Kerngehäuse entfernen und die Viertel in Spalten schneiden. Die Apfelspalten auf dem Brot anordnen und den Honig darüberträufeln.

Abendessen: Kartoffel-Pilz-Pfanne mit Salat

Zubereitungszeit ca. 30 Min., pro Person ca. 281 kcal

700 g Kartoffeln
2 Zwiebeln (100 g)
300 g rote Paprikaschoten
750 g Champignonstücke aus der Dose
3 EL Sonnenblumenmargarine (Bellasan, 30 g)
weißer Pfeffer, Paprikapulver edelsüß, geriebene Muskatnuß, Jodsalz mit Fluor
3 EL gefriergetrocknete Petersilie (Mamsell)
1 Kopfsalat (ca. 250 g, geputzt)
2 EL Essig (Burgmarke)
2 EL Apfelsaft
1 TL Delikateß-Senf (Bavaria)
2 EL Sonnenblumenöl (Bellasan)

Die Kartoffeln waschen, schälen und in kleine Würfel oder sehr dünne Scheiben schneiden. Die Zwiebeln schälen und fein würfeln. Die Paprikaschoten waschen, halbieren, Stielansätze, Kerne und weiße Innenteile entfernen und das Fruchtfleisch in feine Streifen oder kleine Würfel schneiden. Pilze abtropfen lassen. In einer großen beschichteten Pfanne die Margarine erhitzen. Die Zwiebeln darin glasig dünsten. Kartoffeln dazugeben und unter Wenden braten. Dann die Paprika und zuletzt die Pilze untermischen und dünsten. Das Ganze mit Pfeffer, Paprika, Muskat und Salz würzen. Die Petersilie untermischen. Zugedeckt auf milder Hitze dünsten. Den Salat zerpflücken, waschen und in der Salatschleuder trocknen. Mit einer Marinade aus Essig, Apfelsaft, Senf, Pfeffer, Salz und Öl anmachen. Zu der Kartoffel-Pilz-Pfanne servieren.

11. Tag

Insgesamt: ca. 1 205 kcal

Frühstück: Früchtemüsli

Zubereitungszeit ca. 15 Min., pro Person ca. 290 kcal

125 g Früchtemüsli (Knusperone)
300 g frische Früchte der Saison (Bananen, Äpfel, Weintrauben, Mandarinen, Pfirsiche, Aprikosen etc.)
3 EL Zitronensaft
2 EL Honig (Goldland)
2 Becher probiotischer Joghurt (Biotic, 3,5% Fett, à 200 g)
100 ml frische Vollmilch

Das Müsli in eine große Schüssel geben. Obst waschen, putzen, je nach Sorte schälen und entsteinen, dann klein schneiden und unter die Müsliflocken mischen. Den Zitronensaft und den Honig unter den Joghurt heben. Die Milch kräftig darin einrühren. Müslimischung auf 4 Schälchen verteilen und den Joghurt darübergeben.

Zwischendurch: Kiwi-Bananen-Salat

Zubereitungszeit ca. 5 Min., ca. 128 kcal

1 kleine Banane (100 g, geschält)
1 EL Zitronensaft
1 Kiwi (70 g, geschält)

Die Banane schälen, in Scheiben schneiden und mit Zitronensaft mischen. Die Kiwi schälen, in Scheiben oder Würfel schneiden und untermengen.

Mittagessen: Nudelgratin mit Gemüse

Zubereitungszeit ca. 50 Min., pro Person ca. 367 kcal

250 g Nudeln (Alino, Rohgewicht)
Jodsalz mit Fluor
1 TL Sonnenblumenöl (Bellasan)
250 g Kaisergemüse (TK-Ware, Rest vom 2. Tag)
100 g gekochter Hinterschinken in Scheiben (aus der Pck.)
1 Pck. Weiße Soße (Lachende Köchin, Instantpulver für 250 ml Soße)
3 EL geriebener Emmentaler (Oberalp, ca. 30 g)

Die Nudeln in etwa 2–3 l kochendes Salzwasser geben. Das Öl dazugießen und die Nudeln nach Packungsanweisung bißfest kochen. Anschließend abgießen und gut abtropfen lassen. Das Kaisergemüse unter die Nudeln mischen. Den Schinken in feine Streifen schneiden und hinzufügen. Backofen auf 225° C vorheizen und die Nudelmasse in eine hitzefeste Form füllen. Die

Soße nach Packungsanweisung zubereiten und hinzufügen. Käse darüberstreuen und das Ganze auf mittlerer Einschubleiste etwa 20 Min. gratinieren.

Tip: Dazu paßt für »Normalesser« vor allem ein bunter Salatteller.

Zwischendurch: Müsliriegel

Ca. 103 kcal

1 Müsliriegel (Knusperone, 25 g)

Abendessen: Gemüseplatte mit pochiertem Ei

Zubereitungszeit ca. 25 Min., pro Person ca. 317 kcal

3 Pck. Buttergemüse (Gartenkrone,TK-Ware, à 300 g)
1 EL Butterschmalz (Butaris)
2 EL Essig (Burgmarke)
4 frische Eier (Gewichtsklasse M)
2 EL gefriergetrockneter Schnittlauch (Mamsell)
weißer Pfeffer, Jodsalz mit Fluor
Instantbrühe zum Abschmecken (Trockenprodukt)

Das Gemüse nach Packungsanweisung im heißen Butterschmalz andünsten, würzen, dann zugedeckt garen. Inzwischen etwa 1 l Wasser zusammen mit dem Essig aufkochen. Die Eier nacheinander in eine Schöpfkelle schlagen und ins kochende Wasser gleiten lassen. 5 Min. ziehen lassen (pochieren). Den Schnittlauch unter das Gemüse mischen, mit Gewürzen und Instantbrühe abschmecken. Das Gemüse auf Tellern anrichten, die pochierten Eier mit einer Schöpfkelle herausnehmen und darauf anrichten.

Zwei ganz dicke Hunde

Amerika ist das Land der unbegrenzten Möglichkeiten. Dort gibt's nichts, was es nicht gibt. Und wahrscheinlich so viele Fette wie in keinem anderen Land der Welt. In den USA sind wir auch auf diese zwei ganz dicken Hunde gestoßen:
Fall eins: Mai 1996, Brooklyn. Die New Yorker Behörden planen den kuriosesten Krankentransport der Welt. Zunächst üben die Sanitäter mit einem gewaltigen Betonklotz, dann wird's ernst: Michael Hebranko ist mit seinen 43 Jahren so fett, daß er nicht mehr durch die Tür der Mietwohnung in der 93. Straße paßt. Weil auch die Fenster viel zu schmal sind für den 450-Kilo-Koloß, muß die Hausfassade mit einem Spezialbagger aufgerissen werden. Anschließend wird Hebranko mit einem Gabelstapler aus dem zweiten Stock in einen umgebauten XXL-Krankenwagen gehievt. Kosten: 26000 Mark.
»Nur« um 15000 Dollar geht's in Fall zwei. Auf diese Schadensersatzsumme verklagte Paul Shimkonis aus Florida 1998 die Stripperin Tawny. Die Tänzerin soll dem Krankengymnasten bei dessen Junggesellen-Abschiedsparty im Nightclub »Diamond Dolls« ihre Mega-Titten (Brustumfang 140 Zentimeter, Körbchengröße HH) mit solcher Wucht um die Ohren geschlagen haben, daß Shimkonis nur noch Sternchen sah und k.o. ging. »Es war, als hätten mich zwei Zementblöcke getroffen«, jammerte er, während ganz Amerika lachte.

12. Tag

Insgesamt: ca. 1211 kcal

Frühstück: Knäckebrot mit Früchtequark

Zubereitungszeit ca. 15 Min., pro Person ca. 263 kcal

300 g Magerquark
50 ml heiße Milch
Süßstofftabletten (Süssli)
1 Dose Mandarinenfilets (314-ml-Dose,
175 g Abtropfgewicht)
2 kleine Scheiben Ananas aus der Dose
(à 35 g, 580-ml-Dose, 340 g Abtropfgewicht)
8 Scheiben Knäckebrot
4 Scheiben Vollkornbrot (à 50 g)

Den Quark in eine Schüssel geben. Die Milch erhitzen (am besten im Mikrowellenherd), den Süßstoff darin auflösen und das Ganze unter den Quark mischen. Die Mandarinenfilets und die Ananasscheiben abtropfen lassen, kleinschneiden und unter den Quark mischen. Den Quark auf die Brote (pro Person 2 Knäckebrote und 1 Vollkornbrot) verteilen.

Zwischendurch: Kräuterdrink

Zubereitungszeit ca. 5 Min., ca. 100 kcal

2 EL frische oder gefriergetrocknete Gartenkräuter
(Schnittlauch, Petersilie, Kresse, Dill etc.)
150 g Buttermilch
1 EL Zitronensaft
weißer Pfeffer, Salz
1 Scheibe Knäckebrot

Die Kräuter waschen, fein hacken, unter die Buttermilch mischen. Alles mit dem Passierstab gut durchmixen. Dann den Drink mit Zitronensaft, Pfeffer und Salz abschmecken. Dazu das Knäckebrot essen.

Mittagessen: Kartoffelsalat mit Würstchen

Zubereitungszeit ca. 40 Min., Zeit zum Durchziehen ca. 30 Min., pro Person ca. 353 kcal

900 g möglichst gleichgroße Kartoffeln
1 kleine Zwiebel
2–3 Gewürzgurken (Gartenkrone, ca. 150 g)
100 ml heiße klare Fleischbrühe (Lachende Köchin, Instantpulver oder Würfel)
weißer Pfeffer, Jodsalz mit Fluor
2 EL Essig (Burgmarke)
2 EL Sonnenblumenöl (Bellasan)
2 EL gefriergetrockneten Schnittlauch (Mamsell)
4 Paar dünne Wienerle (Schafft, 200 g, aus der Dose, Gesamtinhalt 5 Paar, 250 g Abtropfgewicht)

Die Kartoffeln waschen und knapp mit Wasser bedeckt im geschlossenen Topf garen. Die Zwiebel schälen und fein würfeln. Die Gurken ebenfalls fein würfeln. Die Kartoffeln abgießen, abschrecken, pellen und in dünne Scheiben schneiden. Brühe darübergeben und die Kartoffeln durchziehen lassen. Die Zwiebel und die Gurken untermischen. Das Ganze mit Pfeffer und Salz würzen. Dann Essig, Öl und Schnittlauch hinzufügen. Die Würstchen samt dem Sud in einen Topf geben, etwas Wasser dazugießen und die Würstchen erhitzen. Mit dem Kartoffelsalat anrichten.

Zwischendurch: Brot mit Honig

Zubereitungszeit ca 5 Min., ca. 148 kcal

1 Scheibe Vollkornbrot (ca. 50 g)
1 TL Halbfettmargarine (Looping)
1 TL Honig (Goldland)

Das Brot mit der Halbfettmargarine bestreichen und den Honig darauf verteilen.

Abendessen: Hawaii-Toast

Zubereitungszeit ca. 20 Min., pro Person ca. 347 kcal

8 Scheiben Toastbrot (à 20 g)
4 TL Halbfettmargarine (Looping)
8 kleine Scheiben Ananas aus der Dose (à 35 g, 580-ml-Dose, 340 g Abtropfgewicht, Rest vom Frühstück)
125 g gekochter Hinterschinken (aus der Pck.)
8 Scheiben Schmelzkäse (Hochland, 45% F. i. Tr.)

Die Toastbrote leicht vortoasten, dann ganz dünn mit der Margarine bestreichen. Ananasscheiben gut abtropfen lassen. Die Schinkenscheiben so schneiden, daß sie gut auf die Brote passen und auf die Brote verteilen. Darauf die Ananasscheiben legen und diese jeweils mit einer Käsescheibe abdecken. Die Brote im Grill oder Backofen (200° C vorgeheizt, mittlere Einschubleiste) überbacken, bis der Käse schmilzt.

Tip: Wer nicht Diät hält, kann Salat oder Suppe als Vorspeise essen. Gut dazu paßt auch ein Premium Fruchtjoghurt als Dessert.

Theo und Karl ganz privat: Reden ist Silber, Schweigen ist Gold

Fahren sie im Urlaub nach Westerland oder, weil's billiger ist und näher liegt, nach Wanne-Eickel? Trinken sie Bier oder Brause? Keine Ahnung, tut uns leid. In den verschiedensten Datenbanken und Archiven findet sich über die Albrecht-Brüder und Firmengründer Theo und Karl so gut wie nichts. Trotz der beiden interessanten Bücher von Dieter Brandes (»Konsequent einfach. Die Aldi Erfolgsstory«) und Hannes Hintermeier (»Die Aldi-Welt. Nachforschungen im Reich«), die 1998 erschienen sind.

Alle reden von Aldi – aber keiner über die beiden Erfinder und Chefs. Geschweige denn mit ihnen. Was keineswegs an den Reportern liegt. Die Journalisten fragen – Aldi antwortet nicht. Keine Auskunft, keine Öffentlichkeitsarbeit. Absolute Funkstille. Obwohl auch in den Zentralen (Essen, Mülheim) inzwischen die Technologie der Neuzeit eingezogen ist: im Gegensatz zu den 3200 deutschen Filialen gibt's dort, man höre und staune, bereits Telefone! Was aber nicht viel zu bedeuten hat. Nach wie vor hält man sich überaus dezent zurück. Theo Albrecht, hat »Forbes« festgestellt, »lebt zurückgezogener als der Yeti«.

Im Vergleich zu Theos und Karls Informationspolitik erscheint uns selbst die Pressestelle des Vatikans wie eine Marktschreierbude.

Doch immerhin sollen sowohl Theo als auch Karl, falls wir nicht einer Ente aufgesessen sind, tatsächlich schon Interviews gegeben haben: jeder genau gesagt eins, und das vor Urzeiten. So gab Karl das erste und letzte Interview 1953, in einem Jahr also, in dem das Saarland noch zu Frankreich und »Frühschoppen«-Werner Höfer zu den Milchbubis im TV-

Geschäft gehörten. Der öffentliche »Sündenfall« (Dieter Brandes) Theos fand 1972 statt.
Seither haben die beiden öffentlich kein einziges Wort mehr gesagt. Nicht mal piep. Selbst von der Entführung Theos (1971) wissen wir nicht viel mehr, als daß es um sieben Millionen Mark ging und der Kidnapper, ein Zahnarztsohn, mit diversen Erpressungen Geld für seine Altersvorsorge zusammenkratzen wollte. Seither ist der Aldi-Chef aus dem Norden noch scheuer und mißtrauischer geworden. Übernachtet Theo in einem Hotel, so gilt sein erster Blick nicht den Preisen, wie wir eigentlich vermutet hätten, sondern den Fluchtwegen.
Karl Albrecht scheint ebenso wie der Kidnapper seines Bruders von den Beteuerungen der Arbeitsminister, ob sie nun Nobby Blüm oder Walter Riester heißen, von der Sicherheit der Renten nichts zu halten. Ein kluger Mann wie er baut vor. Nach Informationen der »Wirtschaftswoche« soll er sich irgendwo im Badischen ein Anwesen mit einer Fläche von einer Million Quadratmeter (inklusive Golfplatz) gekauft haben. Außerdem ließ Karl auf diesem Grundstück zehn Öltanks verbuddeln. Weil wir auch über die näheren Gründe dieser Aktion nichts wissen, nehmen wir an, daß er den Ölscheichs genausowenig traut wie den Grünen. Aber das ist eine reine Vermutung, denn die Albrechts haben den Vorhang zur Öffentlichkeit total dichtgemacht. Spicken strengstens verboten, es darf allenfalls spekuliert werden. Auch über die sagenhaften Umsätze und Gewinne. Sickert aus dem geschäftlichen Bereich hin und wieder die eine oder andere sensationelle Zahl durch (immer geschätzt, niemals konkret), so ist und bleibt das Privatleben von Theo und Karl ein Buch mit sieben Siegeln. Dabei wäre ihre unglaubliche Erfolgsstory sowohl »Stern«- als auch »Spiegel«-kompatibel und auflagesteigernd für »Bild« wie das »Goldene Blatt«.

Doch mit dem spärlichen Wissen übers Privatleben der Albrechts ließe sich nur die Rückseite eines Kassenzettels füllen. Was im übrigen genau der Lebensphilosophie von Theo entspricht. Wir erinnern uns: Der gute Mann gilt als so sparsam, daß er jedes Blatt Papier beidseitig beschreibt. Nicht mal einen Schnupfen gönnt er sich. Von nichts kommt eben nichts. Um ein Kilowatt Strom zu sparen, so heißt es von Theo, würde er, wenn's sein muß, in sämtlichen 3 200 Aldi-Läden eigenhändig das Licht ausknipsen.

Und der Werbeetat des erfolgreichsten Discounters liegt gerade mal bei winzigen 0,3 Prozent vom 31-Milliarden-Mark-Umsatz. Was den wöchentlich erscheinenden Aldi-Seiten in den Tageszeitungen auch auf den ersten Blick anzusehen ist. Den äußerst nüchternen Anzeigen (»Aldi informiert ...«), so hat der »Spiegel« messerscharf analysiert, würde sogar das Prädikat selbstgemacht noch schmeicheln.

Wüßten wir nicht ziemlich genau, daß das Sprichwort »Reden ist Silber, Schweigen ist Gold« schon ein paar Jährchen mehr auf dem Buckel hat als die Aldi-Märkte, hätten wir als Urheber glatt Theo und Karl vermutet. Doch warum sollten wir Verbraucher über die so wenig redseligen Brüder meckern? Schließlich ist weniger manchmal auch mehr. Außerdem haben die beiden mit den tollen Aktionen und Schnäppchen, die sie sich Woche für Woche einfallen lassen, ja wirklich schon alle Hände voll zu tun.

13. Tag

Insgesamt: ca. 1250 kcal

Nur nicht abergläubisch sein – der 13. Tag ist Ihr Glückstag, so wie jeder Diättag für Sie ein Glückstag ist. Noch knapp eine Woche, und Sie haben Ihr Ziel erreicht. Nicht jeder schafft das so leicht wie Sie! Wie geht´s eigentlich Ihrer Verdauung? Normalweise dürfte es keine Probleme mit Darmträgheit geben – im Gegenteil: ein träger, verstopfter Darm kommt mit unserer ballaststoff- und flüssigkeitsreichen Diät so richtig in Schwung – auch das hilft beim Abnehmen. Achten Sie auch künftig immer darauf, reichlich Ballaststoffe zuzuführen. Nehmen Sie statt normalem Mischbrot Vollkornbrot, auch Knäckebrot ist aus dem vollen Korn hergestellt. Äpfel essen Sie mit Schale, sie enthält viel Pektin, das ist ein löslicher Ballaststoff, der nicht nur die Verdauung anregt, sondern einen erhöhten Cholesterinspiegel senkt. Beherzigen Sie den englischen Spruch: »An apple a day, keeps the doctor away« (Ein Apfel pro Tag hält den Arzt fern)!

Frühstück: Brot, Frischkäse mit Konfitüre

Zubereitungszeit ca. 5 Min., pro Person ca. 283 kcal

4 Scheiben Vollkornbrot (à 50 g)
2 Becher körniger Frischkäse (Bayernland,
20% F. i. Tr., à 200 g)
4 TL Erdbeerkonfitüre (Grandessa oder Tamara)
4 Gläser Karottensaft mit Honig (deleg, à 150 ml)

Die Brote dick mit dem Frischkäse bestreichen, darauf die Konfitüre verteilen. Dazu den Saft servieren.

Zwischendurch: Früchtejoghurt

Zubereitungszeit ca. 5 Min., ca. 110 kcal

100 g Früchte der Saison
150 g fettarmer Joghurt (aus dem 500-g-Familienbecher)

Die Früchte waschen, putzen und in kleine Stücke schneiden, dann unter den Joghurt rühren.

Mittagessen: Gratiniertes Tomatengemüse mit Ciabatta

Zubereitungszeit ca. 30 Min., pro Person ca. 369 kcal

1 kg Tomaten
1 rote Paprikaschote (150 g, geputzt)
1 Zwiebel (50 g)
2 Knoblauchzehen
1 EL Butterschmalz (Butaris)
weißer Pfeffer, Jodsalz mit Fluor, getrocknetes Basilikum und Oregano
2 EL gefriergetrocknete Petersilie (Mamsell)
1 Beutel Mozzarella (125 g Abtropfgewicht)
1 Ciabatta zum Fertigbacken (italienisches Weißbrot, 300 g)

Die Tomaten und die Paprikaschote waschen, halbieren, Stielansätze und weiße Innenteile entfernen und die Hälften in grobe Stücke schneiden. Die Zwiebel und den Knoblauch schälen und fein würfeln. Das Butterschmalz in einem breiten Topf erhitzen, Zwiebeln und Knoblauch darin anschwitzen, dann die Tomaten dazugeben. Andünsten, mit Pfeffer, Salz, Basilikum, Oregano und Petersilie kräftig würzen und zugedeckt kurz schmoren lassen. Den Backofen auf 225° C vorheizen und das Gemüse in eine hitzefeste Form füllen. Mozzarella abtropfen lassen, in dünne Scheiben schneiden und darauf verteilen. Mit Pfeffer bestreuen. Das Gemüse auf die mittlere Einschubleiste schieben, Ciabatta-Brot danebenlegen und das

Ganze 10 – 12 Min. backen. Das knusprige, warme Brot mit dem Gemüse servieren.

- **Zwischendurch: Banane**

  Ca. 118 kcal

  1 schöne, große Banane (ca. 125 g, geschält)

- **Abendessen: Dicker »Aldi-Burger«**

  Zubereitungszeit ca. 20 Min., Zeit zum Auftauen ca. 3 Std., pro Person ca. 370 kcal

  250 g gemischtes Hackfleisch (TK-Ware, Gesamtinhalt 500 g)
  200 g Karotten
  1 kleine Zwiebel
  1 kleines frisches Ei (Gewichtsklasse M)
  weißer Pfeffer, Paprikapulver edelsüß, Jodsalz mit Fluor
  getrockneter Majoran
  2 EL gefriergetrocknete Petersilie (Mamsell)
  1–2 EL Paniermehl
  2 EL Butterschmalz (Butaris)
  4 Vollkornbrötchen (à 50 g)
  einige schöne Salatblätter
  2 Tomaten
  evtl. ein paar Gurkenscheiben oder Zwiebelringe

Die benötigte Menge Hackfleisch abnehmen, den Rest zugedeckt im Kühlschrank bis zum nächsten Tag aufheben (bitte nicht länger!). Karotten waschen, putzen und fein raspeln. Zwiebel schälen und fein würfeln. Das Gemüse zum Hack geben. Ei, Gewürze und Kräuter hinzufügen und das Ganze gut verkneten. Das Paniermehl untermischen und mit nassen Händen aus dem Teig 4 Frikadellen formen. Den Backofen auf 200° C vorheizen und die Brötchen darin einige Minuten aufbacken. Das

Wir lieben Aldi ...
... weil auch reklamiert werden darf

Wie oft mußten wir das schon erleben. Der Verkäufer sülzt uns mit dem allerfreundlichsten Zahnpasta-Lächeln (gelernt ist eben gelernt!) so lange voll, bis wir den stinketeuren Rasenmäher (V6-Zylinder, Einspritzmotor, Turboantrieb) endlich kaufen. Erst in unserem kärglichen Ein-Zimmer-Appartement unterm Dach stellen wir fest, daß wir keinen Garten und noch nicht einmal einen Kunstrasen-Teppich besitzen. Schreck laß nach!
Was nun? Wir rufen im Laden an – keiner da! Wir gehen hin, fallen vor Verzweiflung auf die Knie – doch die Quasselstrippe schwört Stein und Bein, daß sie uns noch nie gesehen hat. Als letzte Rettung kramen wir den zerknüllten Kassenzettel raus. »Sorry«, grinst der Geschäftsführer mit schmierigem Lächeln, »aber Sonderangebote sind vom Umtausch ausgeschlossen.«
Bei Aldi wär' das nicht passiert. Egal, ob Almare Heringsfilet (1,49 Mark) oder Damen-Schlüpfer (supergekämmte Baumwolle, 7,98 Mark im Zweierpack) – für sämtliche Ware gibt's die Geld-zurück-Garantie. Die »Der-Kunde-ist-König«-Philosophie geht so weit, daß Aldi wahrscheinlich sogar eine bis auf einen Anstandsrest geleerte Katzenfutterdose gegen eine volle umtauschen würde. Sofern Sie eine hieb- und stichfeste Begründung wie »Schmeckt unserm Papa nicht« liefern. Aber Vorsicht! Dieser Tip ist keine Garantie.

Butterschmalz in einer beschichteten Pfanne erhitzen und die Frikadellen darin von beiden Seiten knusprig braun braten. Die Brötchen aufschneiden und mit Salatblättern belegen. Die Frikadellen auf Küchenkrepp abtropfen lassen. Auf 1 Brötchenhälfte kommt jeweils 1 Frikadelle. Darauf werden Tomatenscheiben (evt. Gurken und/oder Zwiebelringe) verteilt. Zum Schluß legt man darauf dann die zweite Brötchenhälfte.

Tip: Für »Normalesser« bieten sich als Ergänzung vor allem Pommes frites (Superpommes) an.

14. Tag

Insgesamt: ca. 1206 kcal

Wie schnell doch zwei Wochen vorbeigehen – und wie schnell man wieder in seine Lieblingskleidung paßt. Nichts spannt mehr, nichts zwickt und zwackt. Dazu kommt, daß sich bestimmt auch Ihre Haut deutlich verbessert hat. Fett- und zuckerarme Kost und reichlich Flüssigkeit tun ihr ausgesprochen gut. Pflegen Sie sie mit einer gutverträglichen Creme und Körperlotion, die es bei Aldi gibt. Sie baden gerne? Das ist wirklich eine Wohltat für Körper und Seele, doch für die Haut nicht unbedingt das beste. Duschen Sie lieber. Das ist ideal für die tägliche Reinigung, es pflegt die Haut, regt die Durchblutung an und strafft das Gewebe. Duschen ist außerdem ökonomischer, denn Sie brauchen viel weniger Wasser. Machen Sie Wechselduschen nach Kneippscher Art, beginnen Sie an den Füßen mit warmem Wasser, führen Sie den Wasserstrahl in kreisenden Bewegungen zum Herzen hin und wieder zurück, wechseln Sie dann auf kaltes Wasser, wiederholen Sie die Duschbewegung, und schließen Sie mit kaltem Wasser ab. Sie fühlen sich danach frisch und munter.

Frühstück: Haferflockenmüsli mit Sultaninen und Mandeln

Zubereitungszeit ca. 10 Min., pro Person ca. 308 kcal

150 g Haferflocken (Remiga)
3 EL Sultaninen (Sweet Valley)
3 EL gehobelte Mandeln (Sweet Valley)
2 Äpfel (ca. 150 g)
2 EL flüssiger Honig (Goldland)
300 g fettarmer Joghurt (aus dem 500-g-Familienbecher)
100 ml frische Vollmilch

Die Haferflocken in einer Schüssel mit den Sultaninen und den Mandeln mischen. Die Äpfel waschen, trockenreiben, vierteln, das Kerngehäuse herausschneiden und die Apfelstücke kleinschneiden. Unter das Müsli heben und den Honig darüberträufeln. Den Joghurt mit der Milch verrühren und untermischen. Das Müsli kurz durchziehen lassen, dann auf vier Müslischalen verteilen.

Zwischendurch: Tomatenbrote

Zubereitungszeit ca. 5 Min., ca. 121 kcal

2 Scheiben Knäckebrot
2 TL Halbfettmargarine (Looping)
2 Tomaten (ca. 125 g)
weißer Pfeffer, Jodsalz mit Fluor

Die Knäckebrote dünn mit Halbfettmargarine bestreichen. Die Tomaten waschen, trockenreiben, halbieren, die Stielansätze herausschneiden und die Hälften in Scheiben oder Spalten schneiden. Tomatenscheiben auf den Broten verteilen und mit Pfeffer und Salz würzen.

Mittagessen: Spaghetti Bolognese

Zubereitungszeit ca. 30 Min., pro Person ca. 357 kcal

250 g italienische Spaghetti (Alino, Rohgewicht, eifrei)
Jodsalz mit Fluor
1 EL Sonnenblumenöl (Bellasan) zum Kochen
2 rote Paprikaschoten (300 g, geputzt)
2 Zwiebeln (100 g)
1 Knoblauchzehe
1 EL Butterschmalz (Butaris)
250 g gemischtes Hackfleisch (Rest vom Vortag)
weißer Pfeffer, Paprikapulver edelsüß, getrockneter Majoran, Thymian und Oregano
500 g Tomatenpüree (aus der Pck.)
1 Pck. Bratensoße (Lachende Köchin, Instantpulver für 250 ml Soße)

Die Nudeln in 2–3 l kochendes Salzwasser geben, das Öl dazugeben und die Nudeln zugedeckt nach Packungsanweisung bißfest garen. Die Paprika waschen, trockentupfen, halbieren; Stielansätze, Kerne, weiße Innenteile entfernen und das Fruchtfleisch fein würfeln. Die Zwiebeln und die Knoblauchzehe schälen und fein würfeln. Das Butterschmalz in einer großen beschichteten Pfanne erhitzen, die Zwiebel- und Knoblauchwürfel darin andünsten. Das Hackfleisch und die Paprikawürfel dazugeben, alles krümelig braten, kräftig würzen und dann das Tomatenpüree untermischen. Das Ganze zugedeckt bei milder Hitze etwa 10 Min. schmoren lassen. Das Soßenpulver einrühren und die Hackfleischsoße etwa 1 Min. durchköcheln lassen, dabei umrühren. Die Nudeln abgießen, abtropfen lassen und auf vier Teller verteilen. Von der Hackfleischsoße etwa die Hälfte auf die Teller verteilen, den Rest abkühlen lassen und dann einfrieren.

Tip: Wer keine Diät macht, kann mehr von der Hackfleischsoße essen, so daß sich das Einfrieren erübrigt.

Zwischendurch: Gurkendrink

Zubereitungszeit ca. 5 Min., ca. 103 kcal

1 Salatgurke (ca. 150 g)
1 EL gefriergetrocknete Schnittlauchröllchen (Mamsell)
1 TL Zitronensaft
100 g fettarmer Joghurt (aus dem 500-g-Familienbecher)
5 EL frische Vollmilch
weißer Pfeffer, Jodsalz mit Fluor

Die Gurke schälen, in Stücke schneiden und in ein hohes Rührgefäß geben. Schnittlauch, Zitronensaft, Joghurt und Milch dazugeben und das Ganze mit einem Passierstab fein pürieren. Den Drink mit Pfeffer und Salz würzen und in ein Glas geben.

Abendessen: Topfguckers Erbsensuppe

Zubereitungszeit ca. 15 Min., pro Person ca. 317 kcal

1 Glas Erbsen und Karotten (Gartenkrone, 720-ml-Glas, 420 g Abtropfgewicht)
1 Dose Erbseneintopf (Pottkieker, 850-ml-Dose)
250 ml heiße klare Fleischbrühe (Lachende Köchin, Instantpulver oder Würfel)
2 Scheiben Toastbrot (à 20 g)

Das Gemüse aus dem Glas zusammen mit dem Erbseneintopf aus der Dose (Fett am Rand und Deckel nicht verwenden!) in einen Topf geben und erhitzen. Die Brühe unterrühren. Das Toastbrot goldbraun rösten und in Würfelchen schneiden. Die Erbsensuppe auf 4 Suppentassen verteilen und die Röstwürfel darüberstreuen.

Tip: Wer keine Diät hält, kann sich noch ein Dessert gönnen.

Einkaufszettel für die 3. Woche

Milch, Milchprodukte und Käse

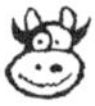

☐ 1 l frische Vollmilch
☐ 1 Becher Vollmilchjoghurt (150 g)
☐ 2 Becher fettarmer Joghurt (à 550 g)
☐ 3 Becher Diät-Genießer-Joghurt (Top fit, à 250 g)
☐ 2 Becher körniger Frischkäse (Bayernland, 20% F. i. Tr., à 200 g)
☐ 2 Becher Sahne (Milfina, à 200 g)
☐ 3 Becher Magerquark (à 500 g)
☐ 3 Pck. Käseaufschnitt oder Edamer (Hochland, à 200g)
☐ 3 Stück Korbkäse oder Harzer (Käsemeister, à 125 g)
☐ 1 runder Camembert (Bergpracht, 45% F. i. Tr., 125 g)
☐ 1 Pck. Schafskäse (Feta, 45% F. i. Tr., 200 g)
☐ 1 Beutel geriebener Emmentaler (Oberalp, 45% F. i. Tr., 200 g)

Fette, Öle, Eier und Mayonnaiseprodukte

☐ 1 Pck. Butterschmalz (Butaris)
☐ 1 Pck. Halbfettmargarine (Looping)
☐ 1 Pck. Butter (250 g)
☐ 6 frische Eier, Gewichtsklasse M

Getreideprodukte

- ☐ 2 kg Vollkornbrot
- ☐ 1 Pck. Buttertoast
- ☐ 1 Pck. Knäckebrot
- ☐ 1 Pck. Früchtemüsli (Knusperone, 375 g)
- ☐ 300 g Spiral- oder Bandnudeln (Landvogt)

Frisches Obst und Gemüse*

- ☐ 2 Äpfel
- ☐ 3 Bananen

- ☐ ca. 600 g Tomaten
- ☐ ca. 2 kg Karotten
- ☐ ca. 2,5 kg rote Paprikaschoten
- ☐ ca. 3,5 kg Kartoffeln
- ☐ ca. 1 kg Zwiebeln
- ☐ 1 Kopf grüner Salat
- ☐ 2 Salatgurken (à ca. 700 g)
- ☐ ca. 1 kg Kohlrabi
- ☐ ca. 2 kg Blumenkohl
- ☐ 1 Zitrone

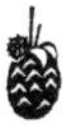

- ☐ 1 Knolle Sellerie
- ☐ 1 Knolle Knoblauch

* Bei Obst und Gemüse muß beim Einkaufen der Abfall mit berücksichtigt werden, der durch Schälen oder Putzen entsteht. Die im Rezept angegebenen Zutatenmengen gehen von der küchenfertigen Ware aus.

Fertigprodukte

- ☐ 1 Dose Mandarinenfilets (314-ml-Dose, 175 g Abtropfgewicht)
- ☐ 1 Glas Rote Bete in Scheiben (Gartenkrone, 580-ml-Glas, 350 g Abtropfgewicht)
- ☐ 2 Dosen Mexikanische Gemüseplatte (Bonduelle, 425-ml-Dose, 280 g Abtropfgewicht)
- ☐ 5 Gläser Spargelstangen (iska, 370-ml-Glas, 205 g Abtropfgewicht)
- ☐ 1 Glas grüne, mit Paprika gefüllte Oliven
- ☐ 1 Dose Maiskörner (425-ml-Dose, 285 g Abtropfgewicht)
- ☐ 1 Dose Champignonstücke (314-ml-Dose, 170 g Abtropfgewicht)
- ☐ 2 Dosen Champignons, ganz (La maison, 425-ml-Dose, 230 g Abtropfgewicht)
- ☐ 1 Glas Mixed Pickles (Gartenkrone)
- ☐ 1 Dose Linseneintopf (Pottkieker, 850-ml-Dose)

Fleisch- und Wurstwaren

- ☐ 1 Pck. Gyros (TK-Ware, 500 g)
- ☐ 1 Pck. Schweinemedaillons (TK-Ware, 400 g)
- ☐ 2 Pck. gekochter Hinterschinken in Scheiben (à 200 g)
- ☐ 2 Pck. gekochter Hinterschinken in Aspik (Leichtkost 3 Eichen, à 200 g)
- ☐ 1 Glas Schinkenwürstchen (Schafft, 5 x 50 g)

Geflügel und Fisch

- ☐ 2 Pck. Lachsfilets (Aqua, TK-Ware, à 250 g)
- ☐ 3 Pck. geräucherte Forellenfilets (à 125 g)

Getränke

- ☐ Früchtetee (Westcliff, Teebeutel)
- ☐ 1 Flasche Apfelsinensaft (Rio d'oro, 700 ml)

Kräuter, Gewürze und sonstiges

- ☐ Paprikapulver, edelsüß
- ☐ 2 Pck. Klare Fleischbrühe
  (Lachende Köchin, Instantpulver oder Würfel)
- ☐ 2 Pck. Bratensoße
  (Lachende Köchin, Instantpulver für 250 ml Soße)
- ☐ 6 Pck. Weiße Soße
  (Lachende Köchin, Instantpulver für je 250 ml Soße)
- ☐ 1 Glas geriebener Meerrettich
- ☐ 1 Pck. gehobelte Mandeln (Sweet Valley)
- ☐ 1 Fl. flüssiger Süßstoff

Wir lieben Aldi ...

... weil die Produkte so klangvolle Namen haben

Vor kurzem ist eine Baufirma aus dem hessischen Groß-Bieberau ganz schön in die Bredouille gekommen. Durch ein eindeutig zweideutiges Plakat: Eine nackte Schöne liegt in den Armen eines Dachdeckers, dazu der Spruch »Wir decken fast alles«. Prompt stand den zupackenden Bauleuten der Werberat auf den Füßen.

Was dieser Fall von Sexismus in der Werbung mit Aldi zu tun hat? Rein gar nichts. Denn Aldi wirbt nicht, sondern informiert – aber niemals mit Sex. Selbst leblose Schaufensterpuppen sind sinnlicher als die antiseptischen Hausfrauen von nebenan, die in den Aldi-Anzeigen züchtig für naturweiße Angora-Kurzhemden oder gepunktete Leggings Modell stehen. Aber vielleicht ist das auch nur eine Frage des Geschmacks.

Um so attraktiver dagegen sind die Produktnamen: Kokett (Toilettenpapier), Flirt (Orangenlimonade), Petite fleur (Pfirsichlikör), Saletti (Mini-Salami), Olivia (dünne Flügelbinde), Sayonara (Damenstrumpfhosen), Almare (Heringsfilet), Piri Piri (Blutorange-Pfirsich-Cocktail) ... Bezeichnungen, die eigentlich viel zu schade sind für schnöde Gebrauchsgegenstände und eher ins Poesiealbum gehören als ins Ladenregal.

Oder, ums im Aldi-Jargon zu sagen: Einfach Grandiosa!

15. Tag

Insgesamt: ca. 1171 kcal

Frühstück: Käsebrote

Zubereitungszeit ca. 5 Min., pro Person ca. 307 kcal

4 Scheiben Vollkornbrot (à ca. 50 g)
4 Scheiben Knäckebrot
8 TL Halbfettmargarine (Looping)
125 g Käseaufschnitt oder Edamer (Hochland)
125 g Korbkäse oder Harzer in Scheiben (Käsemeister)
2 Tomaten (ca. 150 g)
Paprikapulver edelsüß

Die Brotscheiben dünn mit Halbfettmargarine bestreichen, die Käsescheiben darauf verteilen. Tomaten waschen, trockentupfen, halbieren, die Stielansätze herausschneiden und die Tomatenhälften in feine Spalten schneiden. Die Tomatenspalten auf den Broten hübsch anrichten, mit Paprika würzen.

Zwischendurch: Karotten-Apfel-Rohkost

Zubereitungszeit ca. 15 Min., ca. 134 kcal

100 g Karotten
1 Apfel (ca. 150 g)
1 EL Zitronensaft
ein paar Tropfen Honig (Goldland)
1 EL Vollmilchjoghurt

Die Karotten und den Apfel waschen. Die Karotten schälen, putzen und fein raspeln. Den Apfel vierteln, das Kerngehäuse herausschneiden, dann die Apfelstücke fein raspeln und zusammen mit dem Zitronensaft, dem Honig und dem Joghurt unter die Karotten mischen.

Mittagessen: Lachsfilets auf Gemüse

Zubereitungszeit ca. 30 Min., Antauzeit 1 Std., pro Person ca. 355 kcal

2 Pack. Lachsfilets (Aqua, TK-Ware, à 250 g, insgesamt 4 Stück)
Saft von 1 Zitrone
weißer Pfeffer, Paprika edelsüß, Curry, Jodsalz mit Fluor
2 rote Paprikaschoten (à 150 g)
600 g Karotten
2 EL Butterschmalz (Butaris)
2 EL gefriergetrocknete Petersilie (Mamsell)

Die Lachsfilets antauen lassen, rundherum mit Zitronensaft einreiben, kurz durchziehen lassen, dann mit Küchenkrepp abtupfen und mit Pfeffer, Paprika, Curry und Salz würzen. Gemüse waschen, putzen und in Streifen schneiden. Butterschmalz in einem breiten Topf erhitzen und das Gemüse darin unter gelegentlichem Wenden andünsten. Mit Pfeffer und Salz würzen und die Petersilie untermischen. Die Fischfilets nebeneinander auf das Gemüse legen und das Ganze zugedeckt bei mäßiger Hitze etwa 25 Min. dünsten.

Tip: Wer keine Diät macht, kann dazu Kartoffelpüree (Trockenprodukt) oder Reis essen.

Zwischendurch: Joghurt Top fit

Ca. 106 kcal

1/2 Becher Diät-Genießer-Joghurt (Top fit, Gesamtinhalt 250 g)
1 TL Früchtemüsli (Knusperone)

Die Müsliflocken in den Joghurt einrühren, das Ganze kurz durchziehen lassen.

Abendessen: Gefüllte Kartoffeln und Rote-Bete-Salat
Zubereitungszeit ca. 40 Min., pro Person ca. 269 kcal

8 mittelgroße, längliche Kartoffeln (ca. 800 g)
2 Scheiben gekochter Hinterschinken aus der Pck. (ca. 60 g)
1 rote Paprikaschote (150 g)
1 Zwiebel (50 g)
1 TL Butterschmalz (Butaris)
Pfeffer, Jodsalz mit Fluor
50 g geriebener Emmentaler (Oberalp)
1 Glas Rote Bete in Scheiben (Gartenkrone, 580-ml-Glas, 350 g Abtropfgewicht)

Die Kartoffeln waschen, abbürsten und abtrocknen. Knapp mit Wasser bedeckt im geschlossenen Topf etwa 20 Min. vorgaren, dann abschrecken, etwas abkühlen lassen und der Länge nach einen flachen Deckel abschneiden. Davon jeweils die Haut abziehen und die Kartoffeln kleinschneiden. Mit einem Kugelausstecher die Kartoffeln leicht aushöhlen, das Kartoffelfleisch in eine Schüssel geben. Den Backofen auf 220° C vorheizen. Den Schinken in feine Streifen schneiden. Die Paprikaschote waschen, putzen und fein würfeln. Die Zwiebel schälen und ebenfalls fein würfeln. Butterschmalz erhitzen und das Gemüse darin andünsten. Den Schinken und die Kartoffelmasse dazugeben und das Ganze mit Pfeffer und Salz würzen. In die ausgehöhlten Kartoffeln füllen, etwas aufhäufen, in eine hitzefeste Form setzen, mit dem Käse bestreuen und im Backofen auf mittlerer Einschubleiste noch etwa 15 Min. backen. Die Rote Bete abtropfen lassen, auf 4 Salatschüsseln verteilen und zu den gefüllten Kartoffeln servieren.

Aldi und Blondinen: unsere schönsten Witzfiguren

Preisfrage: Was haben Aldi und Blondinen gemeinsam? – Beide Phänomene wecken den Jäger- und Sammlerinstinkt in uns. Rutscht bei manchem Mann der Verstand augenblicklich in die Hose, wenn er eine Blondine auch nur von weitem sieht, löst der Laden mit dem blau-orangenen Logo bei vielen Käufern einen ähnlichen Urtrieb aus. Folge: Wir sind total ballaballa.
Trotzdem wird sowohl über Aldi als auch Blondinen gelästert, was das Zeug hält. Und dennoch oder vielleicht gerade deswegen ist beides Kult. Ein Status, den man nicht zuletzt daran erkennt, daß über Aldi und Blondinen zahllose Witze gerissen werden. Mal über, häufig aber auch unter der Gürtellinie. Sei's drum! Machen wir's wie Harald Schmidt: Wir pfeifen auf political correctness und Minderheitenschutz, lachen einfach mit – und jagen weiter. Heute Blondinen, morgen die Sonderangebote bei Aldi. Waidmannsheil!

Fragt ein Skin einen Türken: »Wo geht's nach Aldi?« »Zu Aldi«, verbessert der Türke. »Was?«, sagt der Skin, »Aldi hat schon zu?«

◆

»Die beiden Aldi-Brüder sind so geizig, die haben Aldi nur eröffnet, damit sie selber billig einkaufen können.« (Harald Schmidt)

◆

»Das Haus Grimaldi entstand ja aus dem Zusammenschluß der Familien Grimm und Aldi.« (Harald Schmidt)

16. Tag

Insgesamt: ca. 1.152 kcal

Frühstück: Schinkenbrote

Zubereitungszeit ca. 5 Min., pro Person ca. 265 kcal

6 Scheiben Vollkornbrot (à 50 g)
4–5 TL Halbfettmargarine (Looping)
200 g gekochter Hinterschinken in Scheiben (aus der Pck.)
1 hartgekochtes Ei (Gewichtsklasse M)
2 Gewürzgurken (Gartenkrone, 50 g)

Vollkornbrote mit der Halbfettmargarine bestreichen und Schinken darauflegen. Gewürzgurken und Ei in Scheiben schneiden und die Brote damit garnieren.

Zwischendurch: Honigbrot und Früchtetee

Zubereitungszeit ca. 5 Min., ca. 106 kcal

1 Scheibe Knäckebrot
2 EL Magerquark (ca. 60 g)
1 TL Honig (Goldland, 10 g)
1 Becher oder Glas kalter Früchtetee (Westcliff, 200 ml)

Das Knäckebrot mit dem Quark bestreichen, darauf den Honig verteilen und das Ganze mit dem Tee servieren.

Mittagessen: Linseneintopf nach Topfgucker Art

Zubereitungszeit ca. 25 Min., pro Person ca. 377 kcal

300 g Karotten
1 Stück Sellerie (ca. 100 g)
1 Zwiebel (50 g)

1 EL Butterschmalz (Butaris)
2 EL gefriergetrocknete Petersilie (Mamsell)
1 Dose Linseneintopf (Pottkieker, 850-ml-Dose)
200–250 ml klare Fleischbrühe (Lachende Köchin, Instantpulver oder Würfel)
weißer Pfeffer, evtl. Jodsalz mit Fluor
4 Scheiben Vollkornbrot (à 50 g)

Die Karotten waschen, putzen, schälen, in kleine Würfel schneiden. Den Sellerie ebenfalls waschen, schälen und fein würfeln. Die Zwiebel schälen und fein würfeln. Das Butterschmalz in einem Topf erhitzen und die Zwiebeln darin glasig werden lassen. Das restliche Gemüse dazugeben und zugedeckt bei mäßiger Hitze im eigenen Saft bißfest garen. Die Petersilie und den Linseneintopf sowie die Brühe dazugeben. Alles heiß werden lassen, dabei ständig umrühren, dann mit Pfeffer und Salz abschmecken und zusammen mit dem Brot servieren.

● Zwischendurch: Joghurt mit Mandeln

Zubereitungszeit ca. 5 Min., ca. 120 kcal

1/2 Becher Diät-Genießer-Joghurt (Top fit, Rest vom Vortag, 125 g)
1 TL gehobelte Mandeln (Sweet Valley, 5 g)

Die Mandeln in den Joghurt einrühren.

● Abendessen: Gemüserisotto

Zubereitungszeit ca. 30 Min., pro Person ca. 284 kcal

1 kleine Zwiebel
2 EL Butter (20 g)
150 g Langkornreis (USA-Reis, parboiled, Rohgewicht)
2 Dosen Mexikanische Gemüseplatte (Bonduelle, 425-ml-Dosen, à 280 g Abtropfgewicht)

weißer Pfeffer, Paprikapulver edelsüß, Jodsalz mit Fluor
1 Msp. Instantbrühe (Lachende Köchin, Trockenprodukt)
2 EL gefriergetrockneter Schnittlauch (Mamsell)

Zwiebel schälen und fein würfeln. Butter erhitzen, Zwiebeln darin andünsten, dann den Reis dazugeben und unter Rühren glasig werden lassen. Etwa 275 ml Wasser angießen, das Ganze aufkochen und den Reis im geschlossenen Topf bei schwacher Hitze etwa 18 Min. aufquellen lassen. Zwischendurch umrühren. Das Gemüse auf ein Sieb geben, abtropfen lassen und unter den Reis mischen. Das Ganze mit Pfeffer, Paprika, Salz und Instantbrühe würzen und den Schnittlauch untermischen.

Tip: Wer keine Diät macht, kann zum Risotto ein Steak oder eine Frikadelle essen. Sehr gut paßt auch Hackbraten (TK-Ware).

Wir lieben Aldi ...

... weil es dort die tollsten Schnäppchen gibt

Anfangs hielten wir unsere neue Nachbarin Regina für ganz nett. Sie war ständig gut gelaunt und immer zu einem Schwätzchen bereit. Doch dann kamen uns ernsthafe Zweifel an der Frau. Frau? Vielleicht ist sie ja gar kein Wesen aus Fleisch und Blut, sondern ein Vampir. Zumindest führt Regina ein dubioses Doppelleben: Sechs Tage in der Woche spielt sie die freundliche Frau Jekyll, doch jeden Mittwoch zeigt sie ihr wahres Gesicht – das der mysteriösen Mrs. Hyde.

Kaum hat sie ihre beiden Jungs in den Kindergarten verfrachtet, setzt die Verwandlung ein: Die eleganten Pumps tauscht sie gegen klobige Treter, das schicke Designerkostüm gegen eine speckige Jacke (vielleicht von Schimanski geklaut). Regina, eine Undercoveragentin? Nachdem wir ihr nachspioniert haben, wissen wir: Zusammen mit ihrer Freundin Elfi geht sie auf Beutezug. Wie einst Bonnie und Clyde. Letzten Mittwoch haben sie sich erneut auf einen Aldi-Markt gestürzt. Der Schaden war immens: drei Omas, die das Pärchen mit ihren Einkaufswagen brutal überrollt hatte, lagen hilflos am Boden, sämtliche Regale mit Sonderangeboten waren leergeräumt. Obwohl wir dieses Geheimnis jetzt gelüftet haben, rätseln wir weiter: Was zum Teufel macht Regina mit 27 Spiegel-Teleskopen? Für sachdienliche Hinweise ist als Belohnung eine Doppel-CD »Deutsche Schlager-Hits« (9,98 Mark) ausgesetzt.

17. Tag

Insgesamt: ca. 1224 kcal

Vielleicht steht heute der Zeiger der Waage auf der gleichen Marke wie gestern? Das ist völlig normal, denn die Gewichtsabnahme verlangsamt sich mit der Zeit, manchmal stagniert sie auch. Der Körper trennt sich nur schwer von seinen Speckröllchen. Doch Sie werden ihn schon dazu bringen, denn Sie machen ja unbeirrt weiter. Wenn nicht, ist alle Mühe umsonst gewesen! Schade. Gegen einen Rückfall hilft wieder Psychotrick Nummer eins – das ungeliebte Foto am Kühlschrank! Werfen Sie auch mal einen Blick auf den Gewichtsverlauf seit dem ersten Tag, falls Sie sich das Ganze notiert haben. Da lohnt es sich doch weiterzumachen! Oder denken Sie einfach mal nicht ans Essen und Nichtessen, schwingen Sie sich auf Ihr Fahrrad. Oder Sie schnappen sich Ihren Partner, Ihr Kind oder eine Freundin und machen einen ausgedehnten Spaziergang. Bewegung und körperliche Verausgabung führen dazu, daß im Körper hormonähnliche Stoffe ausgeschüttet werden, die ein Glücksgefühl erzeugen. Und das ist unheimlich wichtig!

Frühstück: Bananenmüsli

Zubereitungszeit ca. 10 Min., pro Person ca. 284 kcal

125 g Früchtemüsli (Knusperone)
3 Bananen (375 g, geschält)
2 EL flüssiger Honig (Goldland, 40 g)
400 g fettarmer Joghurt (aus dem 500-g-Familienbecher)
100 ml frische Vollmilch

Das Früchtemüsli in eine Schüssel geben. Die Bananen schälen, in Scheiben schneiden und untermischen. Den Honig darüberträufeln und den Joghurt und die Milch untermischen. Das Müsli auf vier Schälchen verteilen.

Zwischendurch: Herzhafte Brühe mit Eierflaum

Zubereitungszeit ca. 5 Min., ca. 100 kcal

250 ml klare Fleischbrühe (Lachende Köchin, Instantpulver oder Würfel)
1 kleines frisches Ei (Gewichtsklasse M)
1 EL gefriergetrocknete Petersilie (Mamsell)

Die Brühe aufkochen, das Ei in einer Tasse mit einer Gabel verquirlen, die Petersilie untermischen und das Ganze in die kochende Brühe geben. Vom Herd nehmen, unter Rühren kurz durchziehen lassen, dann in einer Suppentasse servieren.

Mittagessen: Blumenkohl mit Käsesoße

Zubereitungszeit ca. 45 Min., pro Person ca. 379 kcal

600 g Kartoffeln
Jodsalz mit Fluor
1 Kopf Blumenkohl (ca. 1,5 kg, geputzt)
1 Schuß Essig zum Waschen (Burgmarke)
450 ml Blumenkohl-Kochwasser
2 Pck. Weiße Soße (Lachende Köchin, Instantpulver für je 250 ml Soße)
5 EL frische Vollmilch
50 g geriebener Emmentaler (Oberalp)
weißer Pfeffer, geriebene Muskatnuß

Die Kartoffeln waschen, schälen, in grobe Stücke schneiden und knapp mit Salzwasser bedeckt im geschlossenen Topf etwa 20 Min. garen. Vom Blumenkohl die Hüllblätter und das Strunkende entfernen. Die Kohlröschen in kaltem Essigwasser waschen, um kleine Insekten herauszuspülen, dann kalt überbrausen und das Gemüse jeweils vierteln. Reichlich Wasser mit etwas Salz aufkochen und den Blumenkohl darin etwa 10 Min. garen. Die Stücke herausnehmen und gut abtropfen lassen. Den Backofen auf 225° C vorheizen und das Gemüse in eine hitzefeste Form geben. 450 ml Blumenkohl-Kochwasser abmessen, die Instantsoße und die Milch einrühren und das Ganze nach Packungsanweisung aufkochen. 2 EL Käse unter Rühren darin schmelzen lassen, dann die Soße mit Pfeffer und Muskat abschmecken. Die Soße über dem Blumenkohl verteilen und den restlichen Käse darüberstreuen. Das Ganze im Backofen auf mittlerer Einschubleiste 10 Min. gratinieren.

Tip: Wer keine Diät macht, kann dazu ein kleines Kasseler oder etwas gekochten Schinken essen (Kühlregal).

Zwischendurch: Käsesnack und Früchtetee

Zubereitungszeit ca. 5 Min., ca. 145 kcal

1 Scheibe Knäckebrot
1 TL Halbfettmargarine (Looping)
4 Scheiben Korbkäse oder Harzer (Käsemeister, 50 g)
1 Becher oder Glas kalter Früchtetee (Westcliff, 200 ml)

Das Knäckebrot mit der Margarine bestreichen und mit Käse belegen. Dazu den Tee trinken.

Abendessen: Räucherforelle mit Meerrettichcreme

Zubereitungszeit ca. 15 Min., pro Person ca. 316 kcal

4 Scheiben Vollkornbrot (à 50 g)
4 TL Halbfettmargarine (Looping)
einige Salatblätter
2 Tomaten (150 g)
1 Zwiebel (50 g)

3 Pck. geräucherte Forellenfilets (à 125 g)
200 g Magerquark
3 EL frische Sahne (Milfina)
weißer Pfeffer, Jodsalz mit Fluor
2 EL geriebener Meerrettich aus dem Glas

Die Brote dünn mit Margarine bestreichen. Die Salatblätter waschen, trockenschleudern, putzen und auf die Brote legen. Die Tomaten waschen, trockentupfen, halbieren, die Stielansätze herausschneiden und die Hälften in Spalten schneiden. Die Zwiebel schälen und in Ringe schneiden. Die Forellenfilets auf den Broten verteilen und mit Tomatenspalten und Zwiebelringen garnieren. Den Quark zusammen mit der Sahne verrühren, mit Pfeffer und Salz würzen und den Meerrettich untermischen. Die Creme zum Brot servieren.

Wir lieben Aldi ...
... weil die Preise fast unschlagbar sind

»Das, was man erreichen muß, ist, daß der Kunde den Glauben gewinnt, nirgendwo billiger einkaufen zu können.«

Dieses Ziel, das von Firmenboß Karl Albrecht in seinem ersten und letzten Interview 1953 vorgegeben wurde, hat Aldi längst erreicht. Oder haben Sie in irgendeinem anderen Einkaufstempel jemals so viele glückliche und strahlende Menschen gesehen? Eben. Alles eine reine Glaubensfrage. Denn – wer glaubt, wird bekanntlich selig, wer nicht, zahlt drauf.
Hier ist der Beweis: 1200 Süssli Süßstoff-Tabletten für 1,99 Mark, macht 0,17 Pfennig pro Stück – so gut wie geschenkt. Oder: Tandil, Aldis Alternativprogramm zu Klementine. Soll laut Meinung einiger uns bekannter Hausfrauen zwar ein bißchen komisch riechen, kostet aber nur Peanuts: Für 24 Pfennig pro Vollwaschgang spült Tandil Ihre Bedenken weg. Oder: Weizenbier Falkenhausen, obergärige Spezialität in weiß-blauer Dose, 0,5 Liter für 79 Pfennig. Für acht Stück schlappe 6,32 Mark hingeblättert – da kippt das stärkste Mannsbild aus den Latschen. Sogar in Bayern.
Was, diese Beispiele berauschen Sie nicht? Na ja, vielleicht sind Sie Mrs. Trump, Mr. Rockefeller oder der Scheich von Brunei – vielleicht aber auch nur ein bißchen plemplem. Kommen Sie uns bloß nicht hinterher! Wir haben Sie gewarnt.

18. Tag

Insgesamt: ca. 1198 kcal

Frühstück: Toastbrot mit gekochtem Ei und Schinken

Zubereitungszeit ca. 10 Min., pro Person ca. 269 kcal

4 frische Eier (Gewichtsklasse M)
8 Scheiben Buttertoast (à 20 g)
8 TL Halbfettmargarine (Looping, à 5 g)
4 Scheiben gekochter Hinterschinken aus der Pck. (à 30 g)

Die Eier hart kochen. Toastbrote goldbraun rösten, mit Halbfettmargarine bestreichen und jeweils mit einem Ei und einer Scheibe Schinken servieren.

Zwischendurch: Mandarinenshake

Zubereitungszeit ca. 10 Min., ca. 126 kcal

75 g Mandarinenfilets aus der Dose (314-ml-Dose, 175 g Abtropfgewicht)
100 g fettarmer Joghurt (aus dem 500-g-Familienbecher)
50 ml frische Vollmilch
flüssiger Süßstoff nach Geschmack

Die Mandarinen abtropfen lassen, dann unter den Joghurt mischen und die Milch dazugeben. Mit dem Passierstab pürieren und nach Belieben mit Süßstoff süßen.

Mittagessen: Nudeln mit Pilzen

Zubereitungszeit ca. 35 Min., pro Person ca. 358 kcal

300 g Nudeln (Landvogt, Rohgewicht, Spiralen- oder Bandnudeln)

Jodsalz mit Fluor
1 TL Sonnenblumenöl zum Kochen (Bellasan)
1 Zwiebel (50 g)
1 Knoblauchzehe
150 g Karotten
2 EL Butter (20 g)
2 Dosen ganze Champignons (La maison,
425-ml-Dosen, à 230 g Abtropfgewicht)
2 EL gefriergetrocknete Petersilie (Mamsell)
1 Pck. Bratensoße (Lachende Köchin,
Instantpulver für 250 ml Soße)

Die Nudeln in etwa 3 l kochendes Salzwasser schütten, das Öl dazugeben und die Nudeln nach Packungsanweisung bißfest garen. Inzwischen die Zwiebel und die Knoblauchzehe schälen und fein würfeln. Karotten waschen, putzen, schälen und in dünne Scheiben schneiden. Die Butter erhitzen und die Zwiebel- und Knoblauchwürfel darin andünsten. Die Karotten dazugeben und etwa 10 Min. zugedeckt im eigenen Saft bei milder Hitze mitschmoren. Gelegentlich umrühren. Pilze und Petersilie hinzufügen, das Ganze mit 250 ml Wasser auffüllen, zum Kochen bringen und das Soßenpulver einrühren. Die Soße nach Packungsanweisung unter Rühren durchköcheln lassen. Die Nudeln auf ein Sieb abgießen, abtropfen lassen und leicht salzen. Mit der Soße servieren.

Tip: »Normalesser« können dazu einen großen Salatteller nehmen.

Zwischendurch: Knabbermöhren

Zubereitungszeit ca. 5 Min., ca. 81 kcal

300 g Karotten

Die Karotten waschen, putzen, schälen und zwischendurch knabbern.

Abendessen: Reissalat mit Oliven und Schafkäse

Zubereitungszeit ca. 35 Min., Zeit zum Durchziehen ca. 20 Min., pro Person ca. 364 kcal

150 g Langkornreis (USA-Reis, parboiled, Rohgewicht)
Jodsalz mit Fluor
2 rote Paprikaschoten (ca. 300 g, geputzt)
200 g Salatgurke
100 g Maiskörner aus der Dose (425-ml-Dose, 280 g Abtropfgewicht)
50 g grüne, mit Paprika gefüllte Oliven
1 kleine Zwiebel
1 Knoblauchzehe
weißer Pfeffer, Paprikapulver edelsüß
3 EL Essig (Burgmarke)
2–3 EL Sonnenblumenöl (Bellasan)
200 g Schafkäse aus der Pck.

Den Reis in etwa 300 ml kochendes Salzwasser geben, aufkochen lassen und zugedeckt bei milder Hitze etwa 18 Min. aufquellen lassen. Inzwischen die Paprikaschoten waschen, halbieren, Stielansätze, Kerne und weiße Innenteile entfernen und das Fruchtfleisch in kleine Würfel schneiden. Das Gurkenstück waschen, schälen und fein würfeln. Die Maiskörner abtropfen lassen. Die Oliven grob zerkleinern. Die Zwiebel und die Knoblauchzehe schälen und fein hacken. Den Reis auf ein Sieb schütten, abschrecken und sehr gut abtropfen lassen. Zusammen mit dem Gemüse in einer Schüssel mischen. Pfeffer, Paprika und Salz unter den Essig rühren, das Öl darunterschlagen und die Soße unter den Salat heben. Den Salat mehrmals wenden und 20 Min. durchziehen lassen. Den Salat auf 4 Teller verteilen, den Schafkäse in kleine Würfel schneiden und darüber verteilen.

19. Tag

Insgesamt: ca. 1223 kcal

Frühstück: Brot mit Mandarinen-Knusperquark

Zubereitungszeit ca. 10 Min., pro Person ca. 260 kcal

300 g Magerquark
5 EL Mandarinenflüssigkeit aus der Dose
100 g Mandarinenfilets aus der Dose (Rest vom Vortag)
flüssiger Süßstoff
4 Scheiben Vollkornbrot (à 50 g)
2 EL gehobelte Mandeln (Sweet Valley)
4 Gläser Apfelsinensaft (Rio d'oro, à 150 ml)

Den Quark zusammen mit der Mandarinenflüssigkeit verrühren. Die Fruchtstücke untermischen und das Ganze mit Süßstoff süßen. Auf die Brote verteilen, die Mandeln darüberstreuen. Dazu jeweils ein Glas Apfelsinensaft servieren.

Zwischendurch: Knäckebrot mit Camembert

Zubereitungszeit ca. 2 Min., ca. 135 kcal

1 Scheibe Knäckebrot
1 TL Halbfettmargarine (Looping, 5 g)
1/2 Rundschachtel Camembert (Bergpracht, Gesamtinhalt 125 g)
Paprikapulver edelsüß

Das Knäckebrot mit der Margarine bestreichen. Den Käse in Scheiben schneiden und aufs Brot legen, mit Paprika würzen.

Mittagessen: Kartoffeleintopf mit Würstchen

Zubereitungszeit ca. 30 Min., pro Person ca. 366 kcal

1 Zwiebel (ca. 50 g)
600 g Kartoffeln
200 g Karotten
100 g Sellerieknolle
2 EL Butterschmalz (Butaris)
1 l klare Fleischbrühe (Lachende Köchin, Instantpulver oder Würfel)
2 EL gefriergetrocknete Petersilie (Mamsell)
weißer Pfeffer, getrockneter Majoran
1 Glas Schinkenwürstchen (Schafft, 5 x 50 g)

Die Zwiebel schälen und fein würfeln. Kartoffeln waschen, schälen und fein würfeln. Die Karotten und den Sellerie waschen, schälen, putzen und kleinschneiden. Das Butterschmalz in einem Topf erhitzen, die Zwiebeln darin glasig dünsten, dann das restliche Gemüse dazugeben und das Ganze unter gelegentlichem Wenden andünsten. Brühe und Petersilie hinzugeben und die Suppe zugedeckt bei mäßiger Hitze 15 Min. garen. Mit einem Passierstab die Suppe fein pürieren und mit Pfeffer und Majoran würzen. Die Würstchen abtropfen lassen und in der Suppe erhitzen. Man kann sie auch in Scheiben schneiden und zur Suppe geben.

Tip: Dazu paßt für »Normalesser« geröstetes Baguette besonders gut.

Zwischendurch: Sultaninenjoghurt

Zubereitungszeit ca. 5 Min., ca. 128 kcal

150 g fettarmer Joghurt (aus dem 500-g-Familienbecher)
2 EL Sultaninen (Sweet Valley, 20 g)

Den Joghurt cremig rühren. Die Sultaninen heiß waschen, in einem Küchentuch etwas abrubbeln, dann unter den Joghurt mischen.

Abendessen: Garnierte Käseplatte mit Brot

Zubereitungszeit ca. 15 Min., pro Person ca. 334 kcal

1 Korbkäse oder Harzer (Käsemeister, 125 g)
ca. 90 g Camembert (Bergpracht, 45% F. i. Tr., Rest vom Frühstück)
150 g Edamer Käse in Scheiben (Hochland, 40% F. i. Tr.)
1 Becher körniger Frischkäse (Bayernland, 20% F. i. Tr., 200 g)
weißer Pfeffer, Paprikapulver edelsüß
2 Tomaten (150 g)
150 g Mixed Pickles (Gartenkrone)
4 Scheiben Vollkornbrot (à 50 g)
4 Scheiben Knäckebrot (à 10 g)
8 TL Halbfettmargarine (Looping, à 5 g)

Die Käsesorten auf einer Platte anrichten. Den Camembert und den Edamer mit Pfeffer und Paprika bestreuen. Die Tomaten waschen, trockentupfen, halbieren, die Stielansätze herausschneiden und die Tomatenhälften in schmale Spalten schneiden. Die Mixed Pickles abtropfen lassen und zusammen mit den Tomaten auf der Käseplatte anrichten. Dazu das Brot und die Margarine servieren.

Wir lieben Aldi ...

... weil er die schnellsten Kassiererinnen der Welt hat

Zugegeben, Waschmitteltanten wie Ilona Christen gibt es immer noch. Sterile Zahnarztgattinnen auch. Gegen Dummheit ist halt kein Kraut gewachsen. Aber sehen wir einfach großzügig über diese verstaubten Werbe-Fossilien hinweg. Schließlich haben die deutschen PR-Fritzen in den vergangenen Jahren ziemlich viel dazugelernt. Der erhobene Zeigefinger und das schlechte Gewissen sind weitgehend passé, ab und zu (»Isch 'abe gar keine Auto«) darf auch ein bißchen gelacht werden. Manche Werbefilmchen sind inzwischen sogar Kult. Bestes Beispiel: der Anti-Aids-Spot mit dem »Heeelgaaa-wat-kosten-die-Kondooome«-Brüller durchs ganze Geschäft.

In welchem Laden die Kassiererin Hella von Sinnen diese Frage gestellt hat? Keine Ahnung. Auf gar keinen Fall bei Aldi. Denn dort wuseln über die Kassentasten die flinksten Finger der Welt. Inzwischen sogar mit halbamtlichem Siegel: Bei einem Test des ZDF-Wirtschaftsmagazins »WISO« (1997) ging das Kassenpersonal bei Aldi als Sieger hervor. Note eins! Blitzschnell und überaus korrekt. Einfach unschlagbar. Nachdem uns allerdings kürzlich eine Kassiererin, schon lange bevor wir den Geldbeutel gezückt hatten, das exakte Wechselgeld in die Hand drückte, befürchten wir eine Abwerbung: Demnächst wird die gute Frau wegen Telepathie und anderer übersinnlicher Fähigkeiten von »Akte X« weggeschnappt.

20. Tag

Insgesamt: ca. 1170 kcal

Jetzt ist der Rest der Diät für Sie nur noch ein Klacks! Morgen abend werden Sie es vielleicht sogar schade finden, daß die Diät zu Ende ist. Denn es ist schon praktisch und bequem, nach Programm zu kochen und gleich einen Einkaufszettel mitgeliefert zu bekommen. Machen Sie doch in dieser Art weiter! Stellen Sie sich aus den 21 Tagen neue Kombinationen zusammen. Sie können zum Beispiel das Frühstück vom 1. Tag, das Mittagessen des 14. Tages und das Abendessen des 2. Tages kombinieren. Bei den Zwischenmahlzeiten, die jeweils für 1 Person gedacht sind, sind Sie ohnehin flexibel. So haben Sie einen neuen Diätfahrplan, bei dem wieder jede Tagesverpflegung für Sie etwa 1200 kcal enthält. Danach stellen Sie Ihren Einkaufszettel zusammen.

Frühstück: Vollkornbrot mit Schinkenaspik

Zubereitungszeit ca. 10 Min., pro Person ca. 255 kcal

4 Scheiben Vollkornbrot (à 50 g)
4 TL Halbfettmargarine (Looping, à 5 g)
4 Scheiben Hinterschinken in Aspik
(Leichtkost 3 Eichen, ca. 120 g, Gesamtinhalt 200 g)
2 Gewürzgurken (Gartenkrone, ca. 50 g)
2 Becher Diät-Genießer-Joghurt (Top fit, à 250 g)

Die Brote mit der Halbfettmargarine bestreichen und das Schinkenaspik darauf verteilen. Die Gurken in Scheiben oder Fächer schneiden und auf den Broten anrichten. Den Joghurt in einer Schüssel verrühren und auf 4 Schälchen verteilen.

Zwischendurch: Banane

Ca. 118 kcal

1 Banane (125 g, geschält)

Mittagessen: Schweinemedaillons mit Spargel

Zubereitungszeit ca. 35 Min., pro Person ca. 361 kcal

400 g Kartoffeln
1 Pck. Schweinefilet-Medaillons (400 g, TK-Ware)
weißer Pfeffer, Jodsalz mit Fluor
30 g Butterschmalz (Butaris)
5 Gläser Spargelstangen (iska, 370-ml-Gläser, à 205 g Abtropfgewicht)
2 Pck. Weiße Soße (Lachende Köchin, Instantpulver, jeweils für 250 ml Soße)
geriebene Muskatnuß
2 EL Sahne (Milfina)

Die Kartoffeln waschen, schälen und knapp mit Wasser bedeckt im geschlossenen Topf etwa 25 Min. garen. Inzwischen das Fleisch etwas auftauen lassen, dann mit Pfeffer und Salz würzen. In einer beschichteten Pfanne das Butterschmalz erhitzen und die Medaillons darin von jeder Seite etwa 4 Min. scharf anbraten. Anschließend warmhalten. Den Spargel abgießen, die Flüssigkeit auffangen und mit Wasser auf 500 ml auffüllen. In einem Topf zum Kochen bringen und das Soßenpulver mit einem Schneebesen einrühren. Die Soße nach Packungsanweisung fertigstellen, die Sahne dazugeben und mit Muskat würzen. Die Kartoffeln abgießen. Den Spargel in die Soße geben und heiß werden lassen, dann den Spargel und die Steaks mit den Kartoffeln anrichten.

Tip: Wer keine Diät macht, kann dazu eine größere Portion Salzkartoffeln essen.

Zwischendurch: Knäcke mit Quark und Honig

Zubereitungszeit ca. 5 Min., ca. 136 kcal

2 Scheiben Knäckebrot
2 EL Magerquark (50 g)
1 TL flüssiger Honig (Goldland)

Die Knäckebrote mit dem Quark bestreichen und den Honig darauf verteilen.

Abendessen: Maissalat

Zubereitungszeit ca. 20 Min., pro Person ca. 300 kcal

125 g Langkornreis (Rohgewicht)
1 Zwiebel (50 g)
1 Stück Salatgurke (ca. 200 g)
2 rote oder grüne Paprikaschoten (300 g, geputzt)
185 g Maiskörner (aus der Dose, Rest vom 18. Tag)
100 g gekochter Hinterschinken in Scheiben (aus der Pck.)
50 g grüne, mit Paprika gefüllte Oliven
weißer Pfeffer, Paprikapulver edelsüß, Jodsalz mit Fluor
2 EL Essig (Burgmarke)
2 EL Sonnenblumenöl (Bellasan)

Den Reis in etwa 250 ml kochendes Wasser geben und zugedeckt bei milder Hitze etwa 18 Min. garen. Die Zwiebel und das Gurkenstück schälen und fein würfeln. Die Paprikaschoten waschen, halbieren, Stielansätze, Kerne und weiße Innenteile entfernen und das Fruchtfleisch in kleine Würfel schneiden. Den Mais abtropfen lassen. Das Gemüse in einer Schüssel locker mischen. Den Reis auf ein Sieb geben, abschrecken und gut abtropfen lassen, dann untermischen. Den Schinken in feine Streifen sowie die Oliven in Scheiben schneiden und unter die Gemüse-Reis-Mischung mengen. Das Ganze mit Pfeffer, Paprika und Salz würzen und mit Essig und Öl anmachen.

21. Tag

Insgesamt: ca. 1171 kcal

Frühstück: Bunte Brote

Zubereitungszeit ca. 10 Min., pro Person ca. 280 kcal

4 Scheiben Vollkornbrot (à 50 g)
4 TL Halbfettmargarine (Looping, à 5 g)
50 g gekochter Schinken in Aspik (Leichtkost 3 Eichen)
2 Scheiben Edamer (Hochland, 40% F. i. Tr., 50 g)
1 Gewürzgurke (30 g)
4 Scheiben Knäckebrot
1 Becher körniger Frischkäse (Bayernland, 20% F. i. Tr., 200 g)
2 EL flüssiger Honig (Goldland)

Die Vollkornbrote mit der Margarine bestreichen, je zwei mit Aspik bzw. Edamer belegen. Die Brote halbieren. Die Gurke in Scheiben schneiden und die Brote damit garnieren. Die Knäckebrote mit Frischkäse bestreichen und darauf den Honig verteilen.

Zwischendurch: Müsliriegel

Ca. 103 kcal

1 Müsliriegel (Knusperone, 25 g)

Mittagessen: Gemüsegratin

Zubereitungszeit ca. 20 Min., Zeit zum Backen ca 25 Min., pro Person ca. 355 kcal

1 kg Kohlrabi

500 g Kartoffeln
2 EL Butterschmalz (Butaris)
weißer Pfeffer, geriebene Muskatnuß, Jodsalz mit Fluor
2 Päckchen Weiße Soße (Lachende Köchin, Instantpulver für jeweils 250 ml Soße)
75 g geriebener Emmentaler (Oberalp)

Die Kohlrabiknollen schälen, die innersten Stiele mit den zarten Blättchen waschen und mit verwenden. Das Gemüse in kurze Stifte schneiden. Die Kartoffeln waschen, schälen und ebenfalls zu Stiften zerkleinern. Butterschmalz erhitzen und das Gemüse darin unter gelegentlichem Wenden andünsten. Mit Pfeffer, Muskat und Salz würzen, dann das Ganze in eine hitzefeste Form geben. Den Backofen auf 200° C vorheizen. 500 ml Wasser aufkochen, das Soßenpulver einrühren und die Soße nach Packungsanweisung fertigstellen. Über das Gemüse gießen und den Käse darüberstreuen. Das Ganze im Backofen auf mittlerer Einschubleiste etwa 25 Min. backen.

Zwischendurch: Brot mit Schinkenaspik

Zubereitungszeit ca. 5 Min., ca. 138 kcal

1 Scheibe Vollkornbrot (ca. 50 g)
1 TL Halbfettmargarine (Looping, ca. 5 g)
1 Scheibe gekochter Schinken in Aspik (30 g, Rest vom Frühstück)

Das Brot mit Halbfettmargarine bestreichen und mit dem Schinkenaspik belegen.

Abendessen: Gyrospfanne

Zubereitungszeit ca. 40 Min., pro Person ca. 295 kcal

1 kg Paprikaschoten (rot, grün, gelb gemischt)
200 g Zwiebeln
2 Knoblauchzehen

2 EL Butterschmalz (Butaris)
1 Pck. Gyros (TK-Ware, 500 g)
weißer Pfeffer, Paprikapulver edelsüß, Curry, Jodsalz mit Fluor
1 Dose Champignonstücke (314-ml-Dose, 170 g Abtropfgewicht)
100 ml klare Fleischbrühe (Lachende Köchin, Instantpulver oder Würfel)

Die Paprikaschoten waschen, halbieren, Stielansätze, Kerne und weiße Innenteile entfernen und das Gemüse in feine Streifen schneiden. Die Zwiebeln und die Knoblauchzehen schälen und kleinschneiden. Das Butterschmalz in einem breiten Topf erhitzen, Zwiebeln und Knoblauch darin andünsten, dann das Fleisch dazugeben und kräftig anbraten. Die Paprikaschoten hinzufügen und alles gut würzen. Unter gelegentlichem Wenden etwa 10 Min. braten. Zum Schluß kommen Pilze und Brühe dazu. Durchrühren und zugedeckt 10 Min. bei milder Hitze garen.

Tip: Wer keine Diät macht, kann dazu Reis oder Brot essen.

Das Ende der Diät: Wie geht's weiter?

Sie sind wirklich großartig! Eine Superleistung haben Sie vollbracht. Herzlichen Glückwunsch zu Ihrem Erfolg. Betrachten Sie sich als einen Glückspilz mit einem eisernen Willen und viel Disziplin, und seien Sie stolz auf sich. Es ist nicht selbstverständlich, drei Wochen lang diese Geduld aufzubringen, doch dank unserer leckeren Diät haben Sie es geschafft. Ihr Erfolg ist auch unser Erfolg, denn es bestätigt uns, daß diese Diät funktioniert. Übrigens: Keine Diät der Welt klappt auf Dauer, wenn sie nicht schmeckt. Halten Sie also dieses Buch immer griffbereit!

Wer erfolgreich abgespeckt hat, will natürlich seine gute Figur bewahren. Deshalb sollten Sie nach dieser Diät Ihre alten Eßgewohnheiten nicht wiederaufnehmen. Ernähren Sie sich auch weiterhin figurbewußt! Bevorzugen Sie fettarme Produkte wie magere Wurst- und Käsesorten, Schinken ohne Fettrand etc. Gehen Sie daneben auch mit Zucker und Süßwaren sehr sparsam um, am besten verzichten Sie ganz auf Zucker. Zum Süßen eignet sich Süßstoff in Tablettenform oder als Flüssigsüße. Wichtig ist bei den Mahlzeiten stets ein großer Anteil von Gemüse und Salat. Wenn Sie das beherzigen, wird Kalorienzählen bald hinfällig. Gewöhnen Sie sich an, regelmäßig zu essen, auch Zwischenmahlzeiten zu sich zu nehmen, mindestens zwei Liter pro Tag zu trinken (Tee, Mineralwasser) und täglich etwas Sport zu treiben. Davon profitiert nicht nur Ihre Figur, sondern dem gesamten Körper wird es von Tag zu Tag besser gehen. Außerdem steigert Sport Ihr seelisches Wohlbefinden – und er lenkt vom Essen ab.

Wenn Sie trotzdem einmal über die Stränge geschlagen haben (z. B. bei Festen, Einladungen, Essen im Restaurant), dann ist das gar kein Problem. Wählen Sie sich aus dem 21-Tage-Plan ein paar Rezepte aus, und machen Sie damit die eine oder andere Kaloriensünde wieder wett. Überhaupt können Sie einmal pro Woche einen Diättag mit etwa 1.200 kcal einlegen. Suchen Sie sich für diesen Tag das Passende aus dem Plan aus. So bleibt Ihr Gewicht stabil, und kleine Schlemmereien werden schnell wieder ausgeglichen. Viel Glück!

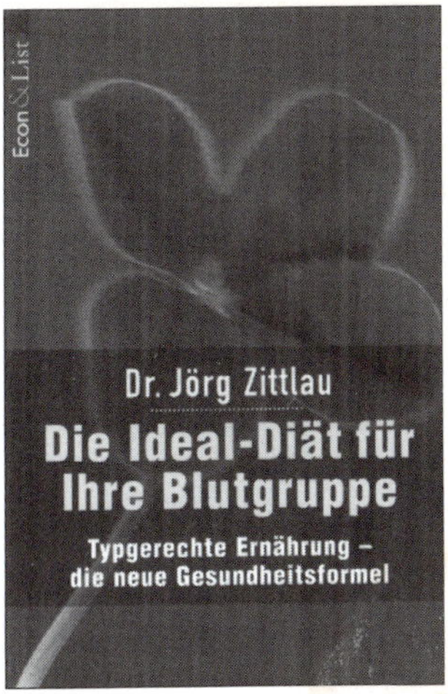

Dr. Jörg Zittlau

Die Ideal-Diät für Ihre Blutgruppe

Typgerechte Ernährung – die neue Gesundheitsformel

160 Seiten

TB 20629-X

Originalausgabe

Dr. Jörg Zittlau legt in seinem Buch ein revolutionär neues Ernährungsprogramm vor: eine Diät, die perfekt abgestimmt ist auf Ihre Blutgruppe! Es ist wissenschaflich erwiesen, daß der Körper je nach Bluttyp unterschiedlich Nahrung verarbeitet und Krankheitserreger bekämpft. Denn die Blutgruppen entstanden in unterschiedlichen Stadien der Evolution, um den Menschen jeweils optimal an die äußeren Bedingungen anzupassen. Die Konsequenz: Menschen mit Blutgruppe A vertragen beispielsweise Fleisch viel schlechter als Menschen der Blutgruppe 0.
Dr. Jörg Zittlau hat für alle Typen einen detaillierten Ernährungs- und Wellnessplan ausgearbeitet. Die hämoharmonische Diät für Wohlbefinden, Fitneß und höchste Leistungsfähigkeit!